民国医籍考

（妇科卷·产科卷·儿科卷）

杨东方　苏星菲　孙 立　马鸣峥　**编著**

學苑出版社

图书在版编目（CIP）数据

民国医籍考．妇科卷·产科卷·儿科卷/杨东方等编著．—北京：学苑出版社，2024.3

ISBN 978-7-5077-6900-5

Ⅰ.①民… Ⅱ.①杨… Ⅲ.①中医妇产科学-医案-汇编-中国 ②中医儿科学-医案-汇编-中国 Ⅳ.①R249.1

中国国家版本馆 CIP 数据核字（2024）第 042206 号

责任编辑：黄小龙
出版发行：学苑出版社
社　　址：北京市丰台区南方庄 2 号院 1 号楼
邮政编码：100079
网　　址：www.book001.com
电子邮箱：xueyuanpress@163.com
联系电话：010-67601101（营销部）、010-67603091（总编室）
印 刷 厂：北京建宏印刷有限公司
开本尺寸：710 mm×1000 mm　1/16
印　　张：17.75
字　　数：273 千字
版　　次：2024 年 3 月第 1 版
印　　次：2024 年 3 月第 1 次印刷
定　　价：108.00 元

凡　例

1. 本书为辑录体中医专科医籍目录，主要著录民国时期（1912—1949）成书的妇科、产科、儿科类中医著作，即该期间国人编撰、注释、发挥中医经典而成的相关著作，前人医籍则不在著录范围。如《中国中医古籍总目》民国部分著录的《产后十八论》《寿世达生汇编》《临产须知》《生生宝鉴》《（合纂）达生编保产机要》《救产益母全生丸》等书，经考证均为前代医籍，不予著录。民国期间汉方著作出版盛行，对民国医家及医籍影响极大，为了更好地呈现民国医籍面貌，将民国出版的皇汉医学书籍附录在每类医籍之后。

2. 本书以类为聚，以时（成书时间）为序进行编排。类别设置主要参照《中国中医古籍总目》(2007)。部分医籍无法判定成书时间，首先考虑著录“出版年”或“发表年”（期刊连载，未见单行本者）。无法判定出版年的著作，则附于每类医籍最后。查不出准确成书年的著作，给出参考年号加方括号表示。

3. 每本医籍的著录项目依次为书名（含别名）、卷次、成书时间、存佚、作者、序跋、凡例、现存主要版本及馆藏地，部分医籍后附有编著者按语。

4. 每本医籍均著录其存佚情况。“存”指图书馆或私人有藏。“未见”则是相关书目有著录或期刊有连载，但经查未见原书或未见单行本，有待进一步核查。

5. 辑录资料以“竭泽而渔”为原则。凡医书、期刊，以至别集、方志，事涉相关者莫不搜载。

6. 很多医籍版本不一，序跋有别，若不同版本序跋、凡例仅存在字句上的少许差异，则择善而从。

7. 所辑录的资料出现缺字，或字迹无法辨识，亦无从推定时，均按照字数作□空出，字数不确定则作□……□空出，待考。

8. 本书采取简体横排，原文标点、分段，以便于阅读。异体字、讹字、古今字均改为规范汉字，通假字则保持原貌。

9. 本书末附有书名索引、人名索引，可供检索。

编　者

2023 年 7 月

目　录

一、妇科卷

《妇科方歌》［1912］存

著者佚名

现存主要版本及馆藏地：

抄本，中国中医科学院图书馆。

《傅氏女科证治》［1912］存

著者佚名

现存主要版本及馆藏地：

抄本，浙江省中医药研究院。

《女科摘要》［1912］存

丁湓可编

现存主要版本及馆藏地：

抄本，浙江省中医药研究院。

《妇人枕秘》［1912］存

双朴主人撰

现存主要版本及馆藏地：

抄本，天津医学高等专科学校图书馆。

《妇科备要》［1912］存

刘孝友撰

现存主要版本及馆藏地：

抄本，广东省立中山图书馆。

《妇科节要》二卷 ［1912］存

徐泽民编

现存主要版本及馆藏地：

抄本，浙江省中医药研究院。

《济阴纂要方》［1912］存

著者佚名

现存主要版本及馆藏地：

抄本，浙江省中医药研究院。

《妇科心得》 1912 存

陈稚泉编

施熣序曰：游乎市场，有席诸地，陈诸案者，若齿牙骨角，若金石草木，且类分部居而署之。曰：何者治风寒暑疫，何者治目治喉治牙治疡，治五劳七伤与一切内外杂症。有掌之者，或坐或立，或心与目招而口呼，以神其术。有就之医者，或小效而不违，或竟无效再访之，其人已徙而之他，谚所谓江湖行医者是也。又见有榜于市、楔于门，曰某医某医，其稍稍知名者，已非有力者莫能延致。尤藉甚者，更声价十倍，视道之远近，或数金数十金，或数百千金，始能致之，出则车鸣鸣然，归则囊声橐橐然。豪哉医也！族戚朋党之疾者，欲求其一，顾而无暇，贫者更无论矣。人且羡而目之，曰世医也、儒医也、名医也，吾一不知。

夫周秦越人、汉张机、晋葛洪、唐孙思邈，推之宋元明清，如仁斋、好古、丹溪、东垣、嘉言、灵胎辈，能似今之医士豪否也！其术无论精不精，要皆以医为市者也。间尝以此语陈君丽生，丽生则言其仲父稚泉先生，先生足不出庭户，行不越州里，日宣究医理数十年，著医书若干卷。而考其朔，则以侍太夫人之疾，虑良医之难得，故学自妇科始，既而泛览《灵枢》《素问》《金匮》以及历朝诸子言医之书，莫不博考详究。与夫家族姻党州里，就所手治者之经验，而得所折衷，以成是书。熣虽未能取其书而读之，而闻丽生所述原原本本，知先生之于医术也精矣。熣因笑谓丽生：先生何不出其绪余，与今之时医者偕游，以博取当世之金钱与名誉，胡寂寂里闾为。丽生笑而未有以应也。吾闻明逸老傅青主累征不起，研精妇科，尝出游采药，昼行子为御车，夜宿逆旅课子，背诵经史琅琅然。复不审今时医士，有似此者否？又观宋医陈直撰《奉亲养老新书》（应为《寿亲养老新书》），言老人节宣之法甚备。明高濂作《遵生八笺》，大抵本诸是书。复读金张从正《儒门事亲》十五卷，言医理至详，其曰儒门养亲者，以为惟儒者能明其理，而事亲者当知医也。

若先生者，因张、陈、傅诸先生所嘉叹者也。煌故乐为之序。邮寄至日，想先生亦当掀髯微笑，方且足不逾阈，据案执笔做诊断、续医案，孜孜而未有已也。以视今之以医为市者，何如哉！中华民国十三年甲子仲秋会稽施煃仲鲁谨序。

刘清漳序曰：陈公稚泉先生困于诸生，不得竟所学，于是发愤习医著书，为后人计思之至深，人生不遂愿，斯力亦寄托之一道也。书成求余言，冠诸简端，余闻而笑已而自叹曰：嗟乎！若余者名不震于俗，言不信于世，为芸芸者之敝弃，诟病久矣。余何言哉！傥执余言以往，庸不并此而弃之乎！甚无谓也。虽然有不能已于言者。

夫医之为道大矣，察乎两间，气候盈虚，否泰阴阳，变化滋长消息，五行五色五味五声，相生相养相克相乘，而后应验于人之一身。夫谷食火化所以生人，人食谷食，而又感雷电水火风霜之交，饥饱劳逸情欲之侵以为病。谷养养于是乎！穷矣。又必资乎山川郊野、深泽巨渊、草木鸟兽金石之类，明其性而施之于病。其在古初圣圣神神，殚精劳思，发明兹义，后人名之曰《神农本草》《黄帝内经》，医之有道自此始也，然而规模具而能者少焉。延及近古，扁鹊述《难经》，仲景、元化演方书，而元化之书世无完帙相传，以为灭于曹氏。惜哉！独仲景书存其法备，其道复变化不可穷极。说者以为医中之有仲景，犹圣中之有孔子也。自兹学者蔚起，私淑其人，尊闻其书，各以著书，名家诏后，世世皆宝之。然源远流分，揆诸于古，或离或合，或过或不及，如此之不齐焉，亦犹孔子没，其徒散于诸侯之国，各以所长教后，晋年湮伐荒，诸子百氏杂然而出，蠢焉！以起邪说惑世，贼道杀人者，如今皆是也。学者亦惟区别是非，慎所去取，无为所乱而已矣。

今先生粤有寒暑，因于《内经》，宗乎张氏，泛骛乎李唐宋元明清诸家之堂室，而笔之成书。又皆试之于症，的然而不谬，其为济世行远必矣！余老大无闻，颓唐于世，执笔以叙先生之书，不禁茫然而曾叹也。中华民国十三年甲子之春，献县刘清漳谨序。

姚云锦序曰：尝拟于吾居别构数楹，名之曰卫河东岸一草堂，日久不果，每自憾焉。曩余幼时，来往乡塾中，习见陈公稚泉先生，举步雍容，数见数如此，未尝有急徐之异，心焉契之。以其家河西岸东向，与余居门相侧而适相望也。嗣后先生稍北徙，余亦就学他乡，不常常见者，几逾十稔。自余家居，授徒课徒之暇，恒相过从。先生以慈帏多疾，惕于人子，不可以不知医之义，遂综览群书，每于谈文论艺之酣，多以医理曲引旁证，剖晰精微，动辄中肯。盖理无不通，有固然与？间尝耸以经验所得，荟萃成书，以为济世之津梁。先生但颔笑不语，余心不无闷然。岁在己巳春月，纂修邑志，征集邑人士之著作，实之艺文，先生因出所集医书三种，曰《妇科心得》，曰《三因备考》，曰《伤寒集要》。维时余与于其事，得卒读全书，不禁憬然于先生之颔笑所有由也。

今岁夏，先生造余庐而属：日前所辑之书校录数过，已订成帙，请子为之序，以冠简端，子其许我乎！曰：嗟乎！数十年来，兵马扰攘，日在忧愁困顿之中，所志一无成就，今为文以序先生之书，能不四顾茫茫而兴无穷之叹也夫！中华民国二十二年夏历岁次癸酉秋日姚云锦谨序。

陈桂珍序曰：季父稚泉公，研穷医理殆四十年所矣。平生所著书颇夥，而先是之梓有以也。盖先王母体弱多病，缠绵床褥间，恒居终年之大半。惟时家君负笈遐方，三叔父俱业贾，所恃以奉侍慈闱医药者，惟公。地僻不可以得良医，以故先王母病，时差时剧，莫得脱然。公则愀然曰：为人子者，不可以不知医，诚然哉！乃发箧取《黄帝内经》，熟读深究，并古今名家书博览之。揣摩简练，无寒燠间，心有所得则手录之。未及卒业，而先王母已弃养。乃愤然欲废者再，既而慨然曰：吾不及医吾母，吾悲之，他日医人之母，得无俾吾一乡孝子悲，亦小塞吾愆也。于是孜孜矻矻，手披而心唯之，数十年如一日。久之，所活人既多，所著书如《三因备考》四卷、《妇科心得》四卷、《伤寒集要》四卷、《验方随录》八卷，率为平日得之于心，验之有效者。

夏历甲子年小阳月十有一日，珍跽而请曰：大人所以著书，佺稔之盍梓，而公诸世，俾孝子仁人各得资以事亲，为释憾益广乎！公曰：问世可乎！夫著书问世者，以求誉也，吾非求誉者，果尔则近矣。可乎哉！固请则日无已，其先以《妇科心得》付剞劂，以成我之志斯可矣。珍喜不禁敬述颠末，以为之叙。中华民国十三年夏历甲子孟冬月侄桂珍谨叙。

凡例：

一、是编凡汤丸散方遵用前人者，皆列于卷一，遇有加减者，随序于本传。

二、凡编中用圈用点之处，或表其主病之名，或表其用药之意，或表其主治之法，以祈阅者眉目清楚。

三、首卷目录中，汤丸散方亦有列加减者，盖前人之加减，故未序于本传。

四、崩漏章原系妇科一门，因主病无多，故序于调经之末。

五、养经一汤，虽用药无多，然数十年苦心经营，屡用屡效，故特列一说，以为广生之一道。

现存主要版本及馆藏地：

1933年待月处石印本，中国中医科学院图书馆。

《妇科三字经》六卷　1914存

刘让撰

现存主要版本及馆藏地：

1914年稿本，上海中医药大学图书馆。

《妇科约编》　1914存

周禹锡编述　萧尚之参订

绪言：妇科学者，研究妇女特异之生理病理诊断治疗之学也。我国妇科，肇自《黄帝养胎经》，及《素问女胎》，惜无传。仲景《疗妇人方》二卷亦失传。《外台秘要》载黄帝与素女问答数条，对于妇人产乳疾病，详有论及。《金匮》有妇人三十六病之文，及妇人妊娠、产后杂病等篇。北齐徐之才《逐月养胎方》一卷，载入《千金要方》。《巢氏病源》一千七百二十论，其中论妇女病源，占二百四十有余，不过在当时学理单纯，未列专科。故《周礼·医师》包括于疾医之内，至唐代虽昝殷有《经效产宝》，李师圣有《产育保庆集方》，陆子正有《胎产经验方》，杨康候有《十产论》，大抵卷帙简略，流传甚少。迨宋陈自明《妇人良方大全》出，通行始有专书，自是以后，历朝著述益多，代增无已。可见妇女一科，在古代医学历史上，占有最重要之位置。史载扁鹊过邯郸，闻贵妇人，即为带下医，推知古人因时而用，不以专科显。际此时代进化，科学日新，凡百学术，悉随潮流而演进。妇科亦科学之一，对于妇女特异之生理和病理与诊断，有与男子不同之点，而治疗则胎产经带，更为妇女所独有，则有不得不另为编述者，其他病理既明，则方可随制，故不一一论列，非故为简略也。正欲同学博采广求以进高深，则兹编之用心，灼然可见矣。

现存主要版本及馆藏地：

1914 年天津中西汇通医社铅印本，中国中医科学院图书馆。

《女科讲义》 1917 存

陈汝舟编

现存主要版本及馆藏地：

石印本，浙江省中医药研究院。

《沈氏女科辑要笺正》二卷　又名《女科学讲义》《沈氏女科辑要笺疏》 1917 存

〔清〕沈尧封（又彭）撰 〔民国〕张寿颐（山雷）笺疏

叶劲秋序曰：曩昔中医之著书立说者，每侧重于一时一地之环境，任举一籍，纵云精当，终不免纯粗杂出，瑕瑜并存。昔贤时哲，人辩我驳，虽各有发明，然已不知虚掷后学之几许光阴矣！王氏孟英有言曰：古人之论，不可尽泥；无妄之药，不可妄投，岂无故哉！沈氏尧封之《女科辑要》，实验彰彰，轩爽豁目，人咸称道。乃竟为后之无知妄作者，僭窃先贤，比附续貂，致沈氏蒙佛头著粪之冤，且予后学以错差之弊，贻误生命，罪戾实甚，今乃经张前辈一一为之笺正，细别泾渭，真伪毕现，其有功于医林为如何耶？岂仅沈氏泉下感叹知己也已！张氏学术深湛，观事缜密，以现代之头脑之思想，评之论之，非识见之卓越，其孰能之。去春，予辑仲景学说之分析书成，谬承张前辈奖许有加，因书翰频颁，遂订交焉。旋以乡先贤沈氏尧封之名氏暨传略之微有不同，属为说明，爰特为之考正于左，并书所感如此。

考《加善县志·艺术门》，沈又彭字尧峰，孝让敦行。少习举子业，兼擅占星聚水之术，而尤粹于医。年三十，以国子生三踬浙闱，遂闭关十年而技成。治辄效，不计利不居功。有邻人子濒危，怜其母老无继，会维扬痤贾以多金聘，乃恻然曰：富者不得我聘，他医可活也，此子非我不活，忍以贪利而令人死且绝乎？卒不应聘，而邻人子赖以生。乾隆五年，制府宗室德公以曾饮上池旌其庐，又彭性旷达，工吟咏，与曹庭栋交，所酬和俊绝一时。著有《医经读》《伤寒论读》《女科读》《治哮证读》《治杂病读》诸书，能发前人所未发，子潞有传，孙图棻字素忱，岁贡生，亦善医，能继其业云。时在辛未岁叶劲秋识于嘉善城中。

高行素序曰：居今日而谈医学，诚难言矣。尚维新者，必思推翻脏腑成说，而炫异矜奇，自诩合于科学。重守旧者，每又拘泥运气范围，而习非为是。妄称派出长沙，莫不辞藻缤纷，言之成采。第果以之治疗疾病，则又每感凿枘，龃龉难投，浸致医术无灵，为世诟病。是皆由于著书者不证经验之得失，徒夸理论之精深，甚至一知半解。亦思立说问世，妄博虚誉，自误误人，遗害社会。试观今日坊间刊发之医林著作，其能切合实用足为津梁者，窃恐百难得一焉，抑知医家著作，动关人之生死，不同其他文字，何能率尔操觚，必也十年读书，十年临症，参考古今方案，融合新旧学理，又必随时随地随人，力加体会，久之经验宏富，妙有心得，然后历举古方，逐征已见，或加以诠释，或增以笺注。固不必标榜门户以沽名，亦不必自出机杼以逞快。意取商榷，志存利济，则一编既出，同道争传，为过为功，自有定论。否则自信未能，毋宁藏拙。昔人谓读书十年，天下无能治之病，治病十年，世间无可读之书。似此精理名言，益足证书有定量，读有定程，而病无定象，治无定法也。夫书且未必尽可读，而乃遽可著乎？仆曩读古方书，每感瑜瑕互见，未能悉合病机。思得绩学精虑者一为纠正，庶免贻误后学。及读山雷先生所著《中风斠诠》《脉学正义》《难经汇注笺正》《钱氏小儿药证直诀笺正》《沈氏女科辑要笺正》等书，胥能阐发隐微，剔抉精当，释疑辨难，适获我心。其加惠医林，功德曷可胜道，仆于先生诸作，尝为序于《中风斠诠》，藉通诚款，今闻《沈氏女科辑要笺正》，坊间争售已罄，又将订补，面付手民，益叹先生著作风行，为世推重。夫女科为医家专门之学，其难更倍于他科，今读先生之作，得有南针，深愿吾同道诸子，人手一编，奉为圭臬，庶易启迪智慧，免误歧途。更愿世人有志整理医籍者，述而不作，一以先生为则，先生仁怀恺悦，寿跻期颐，必更将汉唐以还医学诸书，一一为之笺正注释，以示吾道正轨，光明有路，岂不猗欤！是为序。时甲戌孟夏，神交弟白下高行素序于徐州寓庐之行素轩。

张寿颐自序曰：女科之有专书，自陈良甫《大全良方》而后，必以王氏《准绳》最为丰富。而武之望叔卿氏，又依据《准绳》别为《济阴纲目》，门分类别，非不粲然可观。而读之辄觉陈陈相因，腐气满纸者，盖抔集古人空泛议论，绝少切要发明。通套之词，未免隔膜而搔不着痒处，以是而求于临症之时，必收捷效，盖亦仅矣。窃谓宋金元明诸家医籍，皆未能脱此痼习，固不必专以为女科书之病，惟尧封《沈氏女科辑要》寥寥数十叶，精当处勘透隐微，切中肯綮，多发前人之未发，实验彰彰，始觉轩爽豁目。颐早岁习医，治妇女病即从是书入手，临症以来，获益不少。而孟英按语，更能刻进一层。洞见癥结，皆是此道之金针。虽仅小小两册，大有取之无尽，用之不竭之妙。近来旧刻极不易得，沪上新有石印本，在《潜斋医药丛书》十四种内，缮校不精，错落处至不可读，爰议重录一过，少少引申其余义，以征经验。适本校授课，有以分科之说进者，乃即用是编，以示女科之涯略。附以二十余年阅历所得，为之笺正，姑以自识心得，是耶非耶，请读者于临床治疗时自证之何如？壬戌仲春张寿颐记于浙东兰江之中医专门学校。

王士雄序曰：尧封沈氏所著《医经读》《伤寒论读》，简明切当，允为善本。尚有《女科辑要》一书，世罕传本，原稿为余外舅徐虹桥先生补注珍藏。先生早归道山，余授室后，得见其书，颇多入理深谈，发前人所未发者。今年杨素园明府闻有此稿，命为借抄。余谓妇兄友珊曰：君子之孝也，亦务其大者远者而已，宝守遗编，莫若传诸不朽。友珊许焉。爰不揣鄙佇，稍加参订，而公诸世云。道光庚戌仲冬棘人王士雄书于潜斋。

邵宝仁跋曰：上《沈氏女科辑要笺正》二卷，先外舅山雷公，为医校讲授诸生而作也。原书第四版于戊辰季冬印行。不数年，坊间争售一空，而外地书函频至，敦促再印。公以原稿未尽妥惬，思加厘订，以臻完善。因编辑讲课，鲜暇暑未果。去冬忽婴胃疾，入春未瘳，急自点窜，期早杀青，乃未及半而病剧，犹倚枕披阅不稍懈。迨精气日颓，心知不起，爰命（乐山）以赓续其事，并自挽云："一伎半生，精诚所结，神鬼可通。果然奇悟别闻，俟助前贤，补苴罅漏。""孤灯廿载，意气徒豪，心肝呕尽，从此虚灵未泯，惟冀后起，完续残编。"公平生所著述，都为二十余种，皆苦心孤诣，不落恒蹊。兹编则其绝笔书也。印成，附识数语，曷胜泫然。一九三四年甲戌孟秋受业馆甥汤溪邵宝仁乐山谨识。

现存主要版本及馆藏地：

1922、1923、1928、1934、1935 年浙江兰溪中医专门学校铅印本，中国中医科学院图书馆、天津中医药大学图书馆等。

《中西合纂妇科大全》七卷　1917 存

顾鸣盛撰

凡例：

一、人之疾病以妇科为最杂，医家切脉处方亦以妇科为最难，故妇科专书能详备完善者，颇不可得。是编分总目七章，子目一百七十余节，每节论断病源，中西互见，不厌其详，处方亦中西并列。学者苟能寝馈是编，不难穷上工之奥，为妇科司命。

二、医家切脉处方，最宜谨慎，稍一疏忽，贻害无穷。而于妇科一道，尤宜慎之又慎。是编搜引中西古今书籍，多至一百二十余种者，不翅集妇科之神髓而汇为一归，学者幸毋忽视之。

三、是编引用中西诸籍，无不一一悉心考正，务使正确无讹，而免贻害学者。

四、中西医学有可以贯通者，有万难融会者。是编所列西医，与夫中医学说，节节皆可互相印证，互相发明，其万难融会者，宁付阙如，以昭慎重。

五、是编于妇科内外百病，一一胪举无遗，故眉曰妇科大全。盖述者惨淡经营，历数十寒暑，遂能蒇事，非寻常坊本可拟，一览是编便知价值。

现存主要版本及馆藏地：

1. 1918、1922、1926、1928、1930、1932 年上海大东书局石印本，国家图书馆、中国医学科学院图书馆等。

2. 《中西医学丛书》本，国家图书馆。

《妇科易知》 1918 存

中华书局编

现存主要版本及馆藏地：

1. 1915、1919、1920、1927、1928、1931、1936 年上海文明书局铅印本，首都图书馆、中国中医科学院图书馆、山西省图书馆等。

2. 《医学易知》本，中国中医科学院图书馆、上海图书馆、上海中医药大学图书馆等。

《妇科秘书》 1919 存

包声撰

现存主要版本及馆藏地：

1919 年宁波卫生书报社铅印本，陕西中医药大学图书馆。

《叶天士女科医案》 1919 存

〔清〕叶桂（天士、香岩、南阳先生）撰 〔民国〕陆士谔（守先）编

陆士谔序曰：徐洄溪性好评摘，其识叶香岩，高谈奇经，稀用血药，谓女科非叶所长，不知叶之妙处，正在此稀用血药。观叶之审症处方，于营卫气血，界画分明，绝无丝毫错乱，岂死执四物一方，自命为女科专家者所能比拟。徐固聪明才辨，然其学识与叶相较，则终系有若之似孔子，奈何生既同时，两贤竟不相济而相厄。然鹅湖鹿洞，不过仁智偶歧，各有所见，各成其是，吾侪读其书者，正不妨两存之也。校订既竣，因识数言以弁其首。民国九年十月后学珠街阁陆士谔谨序于松江医寓。

现存主要版本及馆藏地：

1. 1919、1920、1921、1923、1924、1925、1926、1928、1929、1933、1935 年上海世界书局石印本，中国医学科学院图书馆、中国中医科学院图

书馆等。

2. 1920 年神州医学社石印本（四卷），中国中医科学院中医医史文献研究所。

《女科精华》三卷　又名《退思庐女科精华》　1920 存

严鸿志（痴孙）编

严鸿志自序曰：吾国自轩岐以来，医籍浩如烟海，而女科之书，亦汗牛充栋。处今日而欲研究国医学，非择精守约不可。东西医籍，日见输入，学者精神有限，既欲注意于国医学，复欲参观东西学，几有日不暇给之势。余辑《女科精华》，即本精约二字之义。先古圣法规，犹欲导水必先穷源也；次先哲粹言，犹源既得然后溯其流也；次中外名论广见，犹穷源溯流然后旁证曲引、借观自得也。约之以三卷，而女科经带胎产之学备矣。倘世有博学者见之，以为此是糟粕，此仍冗芜，不足当精约二字，吾亦听之而已。民国九年岁次庚申春月慈溪严鸿志序于退思庐。

现存主要版本及馆藏地：

1. 1920、1921 年上海千顷堂书局石印本，天津中医药大学图书馆、山东中医药大学图书馆等。

2. 1921 年宁波汲绠书庄石印本，中国中医科学院图书馆、青岛市图书馆等。

《女科证治约旨》四卷　1920 存

严鸿志（痴孙）编

严鸿志自序曰：史称扁过邯郸而为带下医者，此即后世女科之先声也。诚以妇女之病，与男子同，惟经带胎产，则与男子异。而经带胎产诸疾，尤以带下为更甚。乃妇人偏视带下为常有之病，不甚关意，卒之由带病而及经病，由经病而累及胎产。故治妇女之病，虽以调经为先，尤以治带为急。扁鹊以带下医自名，殆取此意也。夫降至唐宋，虽有医科之分，究鲜专门之学。若近世为尤甚焉，学不分科，医更龙杂，几至人皆可医。科无不专，问其能如仓公诊女子脉，出鱼际一寸，即知其病因思欲不遂。能乎？曰：不能也。问其见妇人发狂疾，哭泣无时，垢詈无度，即知其病因丈夫不归。能乎？曰：不能也。况妇女良者每怀羞耻，而不言病情，诘者每讳言隐疾，而故意尝试。此丹溪先生所以有宁治十男子，莫治一妇人之叹。如是妇女一科，岂不学无术，而但凭意度口给，可以尝试耶？余缘身弱好医，本不长于女科，而人偏以女科名，余亦不知其所以然。第廿余年来，临症率皆妇女居多，岂亦有道以致之，缘此。凡女科之学，无不虚心揣摩，敢积平时之所学及验经之所得，为著《女科证治约旨》一书，自备研究，俾不致有道少之虑。非敢自居于带下医也。第自相研究，是书之良窳，无从而知。何若质诸海内，是书之得失，必有匡正。故与《女科精华》及《女科医案选粹》一并刊之，亦就正有道之意也夫。民国九年岁次庚申仲春月慈溪严鸿志序于溪东之退思庐。

凡例：

一、是书定名曰《女科证治约旨》，以取义一证一治，但约举大旨而已，不尚繁杂也。

二、是书首列四诊法，望问闻切，似较他书为详。因妇女每多隐疾，羞愧讳言，非神乎四诊，必难得其病源也。

三、是书每门先纲论次条目，每条目但举病证治法，不举脉舌。缘病有变更，脉舌亦无定体，不可拘泥也。

四、每条目病证，仅列方法一法，虽约举大旨，而病有初中末三传，一方原难概括，要在举一反三。

五、每条目方治，往往彼此互见，不嫌重复，以省检查之繁。

六、选录古今验方，备条目中治法所不及，随证采取，庶无道少之诮。

现存主要版本及馆藏地：

1. 1920、1921年上海千顷堂书局石印本，天津中医药大学图书馆、山东中医药大学图书馆等。

2. 1921年宁波汲绠书庄石印本，中国中医科学院图书馆、浙江中医药大学图书馆等。

《女科医案选粹》四卷　1920存

严鸿志（痴孙）编

严鸿志自序曰：谚云：熟读王叔和，不如临症多，诚以临症为医学求实验也。实验维何？医案是已。故古人临症必有案，立案必详病者男女、姓名、年岁，病源证状传变，脉象舌苔方法，俾有所考证得失也。虽然，古今医案多矣，求其纯粹女科，则寥如无闻。而分门别类，惟《正续名医类案》，于女科一门，选取宏富。次则陈自明《妇科良方》，武叔卿《济阴纲目》等书，亦有采录，但所采者，乃薛立斋医案居多。《薛氏医案》既不列病者姓名，语焉不详，方法简单，久为世所疑而不取。然则女科医案，既无专书，又乏精良，学者将何所取法也？余临症廿余年，大抵妇女就诊较多，故平时浏览医籍，凡见古今人有案有关于女科，堪以取法者，辍别录副本。其医案经古人判评者，尤为多选，或未经古人评判，余读案有心得者，遂按数语于后，或阐发其理，或推广其义。不数年而得四卷，名曰《古今女科医案选粹》，置之几案，借资研究，未敢问世也。不谓今春适有《感证辑要》之刊，同志曰：胡不亦付手民，以供同好。余不得已，遂应同志之请，而剞劂之。惟俟海内博学君子，正其得失，或再续选，此则余私心所深幸也夫。民国九年岁次庚申春王月慈溪严鸿志序于退思庐。

现存主要版本及馆藏地：

1. 1920、1921 年上海千顷堂书局石印本，天津中医药大学图书馆、青岛市图书馆等。

2. 1921 年宁波汲绠书庄石印本，中国中医科学院图书馆、青岛市图书馆等。

《退思庐医书四种》序跋

严修序曰：余于医学未尝问津，而所持之见凡数变。年二十时，侍先大夫疾，历时七阅月，更南北医数十人。言人人殊，无所适从。则深以不知医为恨，谓医之为理赜也。先大夫既不起，前此诸医，互相归咎，咎卒无所归，归之命运。则又叹医之为道至危，其为祸也至酷，于是笃信古人“不药得中医”之言及近人曲园俞氏非医之论，如是者有年。中年馆京师，亡友陈君奉周、陶君仲铭，先后馆吾家，教子弟读。二君皆深于医而兼通西学，所论皆深妙切理，使人解颐。其医人也，应手辄效。则又以为习医者，必沟通中西，然后可谓之能事也。族弟痴孙茂才，临症二十余年，既以经验所得，笔之于书，又兼采东西国名论，以资旁证。比录所著书目及自为序言，邮寄示余，且属余序其端。昔我慈湖柯韵伯著《来苏集》，注《伤寒论》，饷遗来学，厥功甚巨。按诸进化之理，一切学术，后出愈精。今痴孙沟通中西益深益博，必有发前人所未发者，其饷遗于人不尤多欤？余虽为门外汉，固亦乐观其成也。辛酉初春严修谨识。

童祥春序曰：吾友严君痴孙，近年著医书四种，曰《感证辑要》四卷，曰《女科精华》三卷，曰《女科医案选粹》四卷，曰《女科证治约旨》四卷，将刊以问世，征序于余。余窃维近世医士，好读王潜斋《温热经纬》，海内外几家喻而户祝之。然王氏此书，详温热而未及他证。痴孙《感证辑要》则兼及他证，足补王氏所未备，相辅而行，如骖之靳，无遗憾已。古无所谓女科也。自张仲景《金匮要略》有妇人一门，而女科有专名。医学莫如金元，金元之大家莫如刘、张、朱、李，然皆各自著书数十百卷，初无所谓女科专书，至明王肯堂氏始辑《女科准绳》略称大观，然剿袭成方，鲜有发明。及故清开国初年，而逸民傅青主氏，天挺人豪，穷而隐于医，独撰《女科》一书，不依傍古人而引证立方，若与《内经》《难经》诸古书相吻合。浩浩乎有魁奇诡谲之概，神出鬼没，莫可端倪，此殆以医学游戏人间者，非可以拘墟之见论也。往时沈尧封则有《女科辑要》，陈修园则有《女科要旨》，学者宗之，颇称完善。讵至近口，而江湖女科，翻纷然起。往往谓先世传授秘方，假名神仙，悬壶市上，托于老媪头颅经之所为。庸者惑焉，智者忧焉。我友痴孙，乃于经史诵读之暇，以其余力，辑著女科三种，荟萃前说，撷掇精华，已隐括女科大纲，又复录医案以选其粹，采古方以约其旨。分而观之，若赤水之元珠，合而读之，灿若铁网之珊瑚，洋洋乎如百川之朝宗于海，而莫之或遏。瘕者、瘘者、痛者、痈者、崩漏者、带下者、血上溢者、子淋者、子痫者、子悬者、子泻者、胎前似劳似风者、产后似温热者、一开卷而各遇其证，各得其治，恍若绘千百妇女琐屑怪异之病状于一室，而施之刀圭。信奇书矣！大凡天下事，惟专精而无外慕者，方能传世行于后。痴孙于医书，若嗜欲，朝而稽，夕而钞，医书之外，无他好焉。久之功候纯熟，左右逢源，故全活无数，而女科为最。养叔治射，庖丁治牛，师旷治音声，僚之于丸，秋之于弈，伯伦之于酒，旭之于书，甫之于诗，乐之终身不倦。亦如是而已，何况于医？余又谓痴孙家世多闻人，筱舫观察则以芦雁名，范孙太史则以四友选，而痴孙复以医学传为本邑医会长，诚后先相望。况郎君柳村昆季，醉心商战，趋时而佐圜法，为国家效力，轻裘肥马，大启门楣。徐灵胎有言：名医之家，不惟富贵寿考，而且子孙济美，其殆谓然乎？其殆谓然乎？余故为广其意而告之。中华民国十年辛酉仲春月同邑愚弟童祥春拜撰。

张国华序曰：严君痴孙，余之深交也。居恒博览载籍，富于学识，经史外，喜究岐黄，抱济世之婆心，精活人之仁术，而于六淫感证，尤特加意。诚有鉴于病之最关重要者，莫感证若。刀圭辄施，安危立判，非若内伤诸候，得以从容商治也。惟是感证之精要，虽代有发明，奈散见于各家，鲜荟萃于一书，此吾友痴孙所以有《感证辑要》之著也。书成，嘱余鉴定。余愧学识谫陋，未能洞烛犀照，惟回环雒诵，觉感证应有之要点，选精拔萃，悉已经毕备。其有功于感证也，岂浅鲜哉！虽曰述而不作，然非敏而好学，胸有卓见，由博返约者，能乎？付梓公世，诚堪作感证之龟鉴，指后学之南针，昭示来兹，以垂不朽矣。爰叙数语，聊附骥尾，若云鉴定，则吾岂敢？民国九年岁次庚申孟春月同邑张国华生甫谨识。

严鸿志编辑缘起曰：昔张仲景著《伤寒论》一书，不独为伤寒言也。凡风寒暑湿燥火六淫感证，莫不概括其中，大经大法，垂教后世，端在乎是。乃学者不察，往往拘泥“伤寒”二字，以为《伤寒论》只论伤寒，而与六淫外感渺不相及。噫！此不善读《伤寒论》之过也。镇邑胡子镜如，司养正学校教铎有年，平时喜研究岐黄学，而尤以伤寒为感证中之特证。《伤寒论》为医籍中之要书，非洞澈其理，断难升堂入室，故质疑问难，不嫌求详。余曰：惜余有一书，专论感证，因事冗而未辑成。使此书成而先读之，然后再进而求圣经贤传，不啻事半功倍，向往较易。胡子闻言，欣然愿任手录，促余成之。于是余不得已将旧辑之稿，重行续纂，不三月而书成，名曰《感证辑要》，计分四卷。胡子读之，以为此书可作读伤寒之先导，劝付剞劂，以供同好。余既不获辞，为述缘起如是。中华民国八年岁次已未十二月，慈溪严鸿志志于慈东之退思庐。

胡修鉴跋《惑证辑要》曰：先大人误医药沮落，鉴痛定，遂志医，以有母在，思所以自术，非希活人。而医籍浩繁，自习不知适从，久之无所得而废，志则犹是。岁乙卯来馆，慈溪养正校董事严先生痴孙，名士亦名医也，因告所志请教益，先生曰：感证为医首要，仲景《伤寒论》乃感证之圭臬，宜时习之，然断简残编，读者无目，病人无命，非采各家注解不为功，而注家多至百十家，遍读之惟日不足，无已。我所得者，子录之。此《感证辑要》所由成。鉴以为得是书读之，博者是以守约，不特为初学入门已也，因怂恿付梓。世不乏识者，倘不以鉴言为阿其所好。时辛酉春仲蛟门后学胡修鉴镜为谨跋。

《中西妇科学讲义》 1920 存

汪洋编

汪洋跋曰：综观上所论列，中西出入甚微。惟西医家之于妇科病，最注重内生殖器，故有子宫病，有卵巢病，中医则付阙如。此因中医忽于生理，不足为中医家咎，亦不必为中医家讳也。然如外阴病，则以中医为特详。除阴肿（即西医之腺炎）、阴痒（即西医之阴门瘙痒）、交接阴痛（即西医之肠痉挛）外，若阴冷、若与鬼交通，皆西医所未经道及，而亦无治法者也。又如月经病，亦以中医为特详，除月经不利（即西医之月经困难）、经闭（即西医之月经闭止）、月经过多（即西医之月经过度）外，若月经不止、月经过少、月经超前、月经落后、居经等，皆西医所未经道及，而亦无治法者也。他如血崩之为子宫出血，赤白带下之为子宫内膜炎，与腟炎，特沿旧有之分类法，故略有歧异耳。要之中西论症，各有详略，中西治病，各有短长。吾辈研究妇科学者，当以西医为经，中医为纬，择善而从，不存偏见，苟反乎此即非世界大同科学一系之佳象矣。

现存主要版本及馆藏地：

1924、1925 年上海中西医院铅印本，吉林省图书馆、浙江图书馆等。

《妇科》六卷 ［1921］ 存

著者佚名

现存主要版本及馆藏地：

1. 1921 年京都姚氏抄本（残），首都图书馆。

2. 抄本，陕西省中医药研究院图书馆、浙江省中医药研究院。

《女科学笺疏》 1922 存

张寿颐（山雷）撰

现存主要版本及馆藏地：

1. 稿本，上海中医药大学图书馆。
2. 民国绍兴医药月报铅印本（四卷），南京中医药大学图书馆。

《妇科至要》二卷 1924 存

附《幼科证治》

周鼎撰

现存主要版本及馆藏地：

1924 年汝南玉记抄本，浙江大学图书馆医学分馆。

《妇科难题》 1924 存

陈无咎（淳白、茂弘、无垢居士）撰

陈无咎自序曰：治妇人之病，与男子比较，无甚差异。所不同者，因男子之冲任二脉突出，而女子之冲任倒入也。男子之冲任突出，故既有内肾而复有外肾，于是乃有卵囊与睾丸。妇人之冲任倒入，故有内肾而无外肾焉，其实形状虽无，而构造仍备。特因倒入之故，遂向上行，两乳之突出，卵巢之媚珠，即肾囊、睾丸之变相也。睾丸之作用，所以分泌精液，乳囊卵巢之作用，所以分泌乳珠，乳珠为血所酿化，男精女血，其理一也。明乎此理，然后可治妇科。不解此奥，无非隔靴搔痒而已。

余治妇科十年，好学深思，遂知其意。凡他人所不能治者，余或可以治之。若余所不能治者，则今日之中西医，无论何人，都不能治矣。天生慧于余，无非欲余发其秘而已。若余效俗医之为，偶然得间，秘而不宣，是绝天也。孔子曰：“道之将行也欤，命也。道之不行也欤，命也。”以古人之聪明才智，以西博之器械解剖，不能发其覆而宣其秘，独命余冥思构得，余敢贪天之功，以为己力哉？昔吾宗陈同父判军，怀帝王思想，储王霸之略，自谓推倒一世之智勇，开拓万古之心胸，然南宋君相终，不能用也。岂非政治之道，关乎国家运会，不若医学之原，如菽粟布帛，切于人生之日用哉？

余客居沪上，读书之暇，因以行医。诊病之余，从事著述。哀俗医之不通，惩西博之未奥，故虽治学未毕，先解妇科难题，取蓝田种玉故事，集名蓝田。冀后余者，奋其聪明才智，恍男女之构造，乃正负之相生，循是，悟阴阳之定位与恋爱之异同，用明制方、下药之标准，成天地好生之心，进节制生育一解。纵视余为老马，余将奚辞！余将奚辞！

现存主要版本及馆藏地：

1924 年上海丹溪学社铅印本，成都中医药大学图书馆。

《妇科大略》 1924 存

恽铁樵（树珏）撰

绪论曰：读吾书者，知吾所著书，重疾病之形能，生理之形能，虽未可云精深，盖具有纲要矣。古人有言，苟知其要，一言而终，不知其要，其道无穷。夫云一言而终，原不免失之太简，吾书处处从根本解决，读者于病理有所领会，自不难执简御繁，所当注意者，经验效方耳。妇人科，鄙人所知者不多，故学理方面，仅就妇人特有之病，言其大略。其疾病生理之形能，已散见所著各书，不暇多详，可以隅反，故本编所述，多列效方。

我国医籍，说理多不明了。晋以前文太古而书有残缺，晋以后语既肤浅，头脑复颟顸。儿科、妇科现存者，无宋以前书籍，故病理无可言者，而妇科尤甚。良以妇人多隐曲，又向无生理解剖，乃益无学理可言，是故《千金方》中，大都有方无说。金元以后，无不简略，傅青主在明末享盛名，陆九芝特采其女科两卷入《世补斋医书》之中，以为女科善本，无逾此者。今观其书，全无学理，则此科一向晦盲否塞，甚于其他各科，不待言矣。今兹所言，仍略参西说，证之经验，较之他科，虽较简略，本吾之说，以读古书，则少疑义，以临床诊病，则不啻读书，原非谓即此可以自划也。

妇科所以特异者，全在生殖。观阉宦之为中性，则知生殖器既异，全体生理悉异。又观童稚，男女之差别甚微，则可推知男女之所以异者，不在脏府，而在腺体。又观男女生殖腺发育成熟者，则男子有精，女子有月事，其未成熟者则否，乃知《内经》所谓天癸，即指生殖腺。所谓天癸至，即是指此腺之成熟。

在西国生理家言月事者为子宫与输卵管所流之黏液与血液，乃因下腹骨盘腔有交感神经节，以调节血行，而血之循环运行在生殖器血管中，因紫血回流较迟于赤血输送之故，常有剩余，故至一定时期，使血管充血，致行经之期，则子宫黏膜变厚而软，子宫腺肿大，此时血管中紫血之回流愈较赤血之输送为迟，致子宫黏膜表面毛细管充血亦愈甚，赤血球乃从管壁渗漏而出。因有神经司调节之故，子宫腺乃愈增分泌之作用，而生过多之黏液，此黏液与血液相合，乃月经也。居温带之人，大多数十四岁而有月事，行经之期，大多数以二十八日。至何故必十四岁？何故必二十八日？西人未有定论，今根据《内经》之意，谓生殖腺成熟而后有月经，乃至真确之事实也。

女子天癸至，月事下，则两乳发育，孕则乳黑，产则经阻潼流，此生殖腺与乳腺关系之显然可见者。患狐臭者，腋下腺分泌物为之也。患口臭者，唾腺分泌物为之也。此两种病，童年恒不甚显著，迨男至二八，女至二七，则此两种病乃与天癸俱来，此生殖腺与腋下腺、唾腺关系之显著。音带发音，与喉头扁桃腺有密切关系。无论男女，天癸既至，喉音辄宽，而意伶之倒仓者，恒由于未至青春期而斲丧太早，此生殖腺与喉头扁桃腺关系之显著者。瘰疬，西人所谓七腺病者也。初起时项下起核三五枚，相连如贯珠，溃则不易收恰，《千金》谓之蝼蛄漏，其地位乃甲状腺及其旁小腺为病。凡患此者，其病初起即不月，是生殖腺与甲状腺关系之显著者。肝脏为纯粹腺体，肝气条达者，月事以时下，肝郁者，经行不调，肝气横逆而病者，多不下。男子肝郁甚深者，亦往往患阳痿。此肝脏与生殖腺关系之显著者。故吾谓全身各腺，皆有连带关系，观其此崩彼应，直是一个系统，特其中细微曲折，尚未大明耳。

女子之与男子异者在生殖，病之无关生殖者与男子同治，病之关系生殖者与男子异治。然则所谓妇科者，界说不烦言而可定也。生殖之种种病症，其主要在月经。月经之来源，其主要为生殖腺。而就形能言之，遍身各腺体之交互关系，彰彰可见，则谓之一个系统，亦不为过。诸腺以肝为最大，是肝脏者，腺体之主脑也。肝又为藏血之脏，遍身血液供求不相应时，赖其所藏，以资调节。是不但就腺体言，肝与月事有关，即就血液言，亦与月事有关。又《灵枢》《素问》皆言，冲脉为诸经之海，藏血最多。《灵枢》则谓冲脉起于胞中，凡冲气上逆之病，女子所恒有者，逆则月事不行而头痛，而冲气上逆之证，类皆上盛下虚，荣气少而肝王。是生殖腺、子宫、月经、血海、冲脉、胞、肝脏，种种名目虽异，汇诸说而观之，其理皆通也。因此之故，所以妇科治病，以肝为主。吾始见妇科调经，皆主疏肝，而无有说明其理者。征之实验，又确有肝病见证，投以疏肝之药，亦有特效，而其理难明。询之老于医者，仅言女子善怀，女子多郁，故当治肝。鄙意以为此其说不圆满。沈金鳌《妇科玉尺》序文，竟谓女子以身事人，性多躁，以色悦人，性偏妒，此其说之不通无价值，更不待言。必如吾说，然后可以涣然无疑义也。此义既明，妇科治法，触处可以迎刃而解。兹为学者便利起见，博采诸家学说，以王宇泰《证治准绳》为蓝本，上至《千金方》《巢氏病源》，下至盛清诸家，加以剪裁，间附鄙说，期于简要，有当实用。又吾所为，颇自具锤炉，学者勿以钞胥等闲视之，则于此道当收事半功倍之效。本编所辑，起调经，迄产后，其伤寒温病杂病与男子同治者，皆不赘述。

《证治准绳·女科》序文云：孙真人著《千金方》，特以妇人为首，盖《易》基乾坤，《诗》首《关雎》之义。其说曰："特须教子女学习此三卷妇人方，令其精晓，即于仓猝之秋，何忧畏也。"而精于医者，未之深许也。唐大中初，白敏中守成都，其家有因免乳死者，访问名医，得昝殷《备集验方》三百七十八首以献，是为《产宝》。宋时濮阳李师圣得《产论》二十一篇，有说无方。医学教授郭稽中以方附焉，而陈无择于《三因方》评其得失确矣。婺医杜荍又附益之，是为《产育宝庆集》。临川陈自明良甫，以为诸纲领散漫而无统，节目阙略而未备，医者局于简易，不能深求遍览，有才进一方不效，辄束手者，有无方可据，揣摩意度者，乃采摭诸家之善，附以家传验方，编辑成篇，凡八门，门数十体，综二百六十余论，论后列方，纲领节目，灿然可观，是为《大全良方》。《良方》出而闺阃之调将大备矣。然其论多采《巢氏病源》，什九归诸风冷，药偏犷热，未有条分缕析其宜否者。近代薛己新甫，始取《良方》增注，其立论酌寒热之中，大抵依于养脾胃，补气血，不以去病为事，可谓救时之良医也已。第陈氏所辑，多上古专科禁方，具有源流本末，不可昧也。而薛氏一切以己意芟除变乱，使古方自此湮没，余重惜之。故于是编，务存陈氏之旧而删其偏驳者，然亦存十之六七而已。至于薛氏之说则尽收之，取其养正为主，且简而易守，虽子女学习无难也云云。王氏此序，于女科各书粗具源委，其所论列，皆学者所当知，故备录之。至其理论，揆之学理，实多未妥。试申吾意，供后来之探讨。凡为名高者，为个人之私言，为明理者，为天下之公言。吾说不必便是，而用意则公而非私，学者本吾意以治医，于古书当知所别择，而似是而非之曲说，不能淆听闻也。王氏于《千金方》而曰精于医者未之深许，又云陈氏所辑，多上古专科禁方，具有源流本末，而不可昧。夫真正之上古专科禁方，胥在《千金方》中，若真知源流本末不可昧，岂有精于医而敢薄《千金》之人？特《千金方》颇不易用，浅人而用大方，犹之稚子而持利斧，此吾治自己之病躬自尝试而知之。然则彼薄《千金》者，乃自身之医术未精耳。其于薛氏，多其养脾胃补气血，而云立论酌寒热之中，此说大可商榷。丹溪、东垣，医非不精，而中国医术之退化，实由于朱李之学盛行所致。东国当明万历间，有留学我国，得丹溪学说以归者，用之百年而吉益东洞出，悉反时师所为，以仲景之学为主，于是彼邦学者，靡然风从，谓前此医界奄奄无生气，皆滋补之说为之厉也。据此，则养脾胃补气血之无益于医，灼然可见。又序文有“不以去病为事，可谓救时之良医”，此言尤属无理。试问既为医生，不事去病，将以何者为事？养脾胃补气血，不事去病，得毋以敛钱为事乎？去病之药，施之不当，坏象立见，滋补之药，能杀人而不任咎？苟不能灼知病理，则去病之药不能用也。《千金方》之可贵，亦即在此，王氏非之，真能读书者，不当如此。

现存主要版本及馆藏地：

1. 1941 年上海千顷堂铅印本，成都中医药大学图书馆。

2. 1941、1948 年上海大方印务局铅印本，北京中医药大学图书馆、吉林省图书馆等。

《女科指南》 1926 存

叶衡隐撰

蔬香居士序曰：医国者，尝以小人女子为难养，而医人者，亦惟女子与小人为难医。盖妇孺有病，恒不能自道其所苦，即言之而有所不能尽。医者所持以诊察之术，曰望闻问切者，四端之中，其一已完全失效，故曰难也。知其难而更端以明之，曲折以验之，则无难而非易也。衡庐主人逐风尘二十年，涉津梁数千里，亦尝为国宣力，于行政司法各界，有所服务。小试其医国之手术，为斯民一疗疾苦，而无如际时之艰，值运之屯，牛刀之利，卒不能久奏于割鸡。于是息影衡门，究心医门，尝就所心得，成妇科、幼科指南两编。盖从其难者入手，则易者自迎刃而解，天下事事皆然，不独医之为术然也。是编出，而儿科妇科，若昏夜中得列炬矣。忆二十年前衡庐主人年少气盛，慷慨论当世事，辄攘臂嗔目，视措天下于磐石，出斯民于水火，若反掌间事。光阴荏苒，人事变迁，曾几何时，竟入此闭门究愁埋首著书之境，不可概夫。民国十四年岁次乙丑孟夏月蔬香居士序。

现存主要版本及馆藏地：

1926、1932 年上海广益书局石印本，中国中医科学院图书馆、甘肃中医药大学图书馆等。

《妇科学讲义》 1927 存

李近圣编

现存主要版本及馆藏地：

1927 年广东中医药专门学校铅印本，广东省立中山图书馆、广州中医药大学图书馆。

《妇科验方》 1927 存

王建章撰

王建章自序曰：盖闻地道顺而江河通，妇道顺而经水宁。然则欲妇道之顺，非调经不可。欲调经先调气，气调而经自调，经调而化育随，而妇道有不顺者乎？虽然欲调经者，非审经之始终期限不可，二八天癸至（天癸即经水），七七天癸竭，道其常也。二六即生产，花甲犹怀孕者，道其变也。经期以每月为限者，同天地之气化，三十日为小周也。以三月为限者，同四时之气化，三月为医季也。以三年为限者，同日月盈虚之数，积三年为一闰也。总之，经之期限以三十日为正，过三十日则为不足，不及三十日则为有余病也，或来过多，或来过少，亦病也。至于色之淡浓，汁之稀稠，或经前疼胀，或经后疼胀，或上为吐衄，或下为崩漏，或发热，或恶寒，或兼有赤白带者，亦病也。种种若悉，则按图索骥易若反掌耳，以故余每治妇女之病，先问其经之有无，来时或前或后，或多或少，或色淡或色浓，或下血块，或下泄水，或为吐衄，或为崩漏，或有疼胀，或无疼胀，或经前疼胀，或经后疼胀，或身有热，或身无热，或恶寒，或不恶寒，或口苦不苦，或思食不思食，以及有带无带，有孕无孕，并其他症，皆参酌病情而分治之，无不药到病除，因以所验者略为集之，或亦济世之一道欤？是为序。

韩宝恭跋曰：余舅王公斌翁初韬隐于书圃，既而外祖饬之曰：神农理国，犹尝百草。忠宣赞廷亦研医立，可尝习岐黄以济世，或可不庸庸一生乎？余舅曰：诺。于是颐性之暇，辄探医奥。移杏林之春树，浚橘井之璇泉。师依岐伯青囊春满，取则俞跗丹灶烂霞，龙宫禁方远接孙邈，肘后秘书薪传葛洪，是以虢国活垂死之症，驰名扁鹊，晋邦阐幽渺之道，飞誉和缓。及外祖去世，余舅每抚吾肩曰：尔外祖有灵，当能含笑于九京也。今复著《妇科验方》一书，将行付梓，黄帝流谦，《灵枢》写济人之章；抱朴邱园，《金匮》垂医国之文。余知斯编一出，必纸贵于洛阳也，于是乎跋。省长公署秘书韩宝恭谨跋。

现存主要版本及馆藏地：

1. 1927、1930年上海文明书局铅印本，天津图书馆、吉林省图书馆等。

2. 抄本，北京中医药大学图书馆、天津医学高等专科学校图书馆等。

《（秘传）女科原病要言》［1927］存

著者佚名

现存主要版本及馆藏地：

抄本，中国中医科学院图书馆。

《方书慈航普渡》［1927］存

桂人瞻编

现存主要版本及馆藏地：

刻本，上海中医药大学图书馆（残）。

《妇女经验良方》三卷［1927］存

傅锡信撰

现存主要版本及馆藏地：

存诚堂刻本，浙江省中医药研究院。

《坤道指南》［1927］存

根心堂主人编

现存主要版本及馆藏地：

抄本，上海中医药大学图书馆。

《妇科学讲义》1927 存

谢泽霖编

绪言：古人云："宁医十男子，莫医一妇人。"谓其诊治难也。同处气交之中，同禀阴阳之性，六淫之邪同受，七情之病同生，何以男子独易治，而妇人独难治哉？良由妇人善怀多郁，讳疾忌医，生理不同，病证各别。然如月经之去留，前后参差，崩漏淋沥，中道断绝。胎前产后，带下癥瘕，三十六病，千变万化。此虽与男子不同，而为妇人所独有，苟有是病而用是药，原无难治之可言。无如男女异性，礼法拘牵，以男子而疗妇人，常有隐疾难言，隐情难告。幸而近日妇女，风气渐开，侃侃而谈，尚无隐讳。则昔日以为难者，今日或不以为难。在乎医者之见景生情，会意尚巧，举隅三反，问若撞钟，则男妇同一易疗，何至有向若望洋之叹哉？惟是病证既异，斯治法悬殊，非有专书，何由研究？此《金匮》所以特言妇人病脉证治也。自兹而降，代有发明，各具专长，瑕瑜互见。或偏攻偏补，墨守一家；或主寒主热，坚执己见。如此者，只可以备参考，不可以作规模。兹集诸家学说，弃瑕录瑜，务求证候备而治法详，意理深而词旨显。俾学者按图索骥，固可半事而倍功，忘筌得鱼，亦可超神而入化矣。

现存主要版本及馆藏地：

1927、1928 年广东中医药专门学校铅印本，中国中医科学院图书馆、广东省立中山图书馆等。

《妇女病》 1929 存

朱振声编

张汝伟序曰： 网所以捕鱼，无网则失罟罗之用。衣所以护身，无领则有倒置之虞。所以离娄之明，公输之巧，不能脱规矩之准绳，圣人揆情度理以立法，俾为吏者执法以治民，所以衡其情而伸其理也。以言乎医，何独不然？中医至今日，一变而再变，立论者非羼杂不精，即互相攻讦，有心人悯焉忧之。汝伟致力于轩岐者，几二十年，对于妇女一症，穷研探索，以调经比之治河，理带喻之梳发，其他如肝气腹胀崩漏等症，悉本心理学调治，颇多效验，立论则略而不详。今朱君振声以《妇女病》一书见示，综观始末，殊多精采，尤可贵者，按症历表，朗若列眉。中国之说，谓之提纲挈领，新医之说，即是切合科学，诚妇女界之全书也。数年来伟欲引类旁通而成斯书者，不之果。而朱君独秉椽笔，先余而成，能不为之倾倒乎！不胫而行，不翼而飞，可预卜也，乐而为之序。时在屠维大荒落仲商下弦南沙医隐张汝伟书于沪滨寄庐。

叶劲秋序曰： 妇女百病，与男子同。所谓妇女病者，系指经带胎产而言。盖妇女以生产关系经带胎产为妇女所独有，故经带胎产诸病，亦可目为性器病，顾妇女于性器病之外，又独多性情病，性情病即情志病，亦即俗所谓肝气病者是，妇女之所以独多肝气病者，环境迫之然也，经济不能独立一也，旧礼教之束缚二也，旧家庭之牵制三也。综此多因，其能免于愤郁乎？世诚有以妇女疾苦为怀者，当改善妇界环境始，改善妇界环境之首要者，亟谋经济之独立是已。同乡朱君振声，夙有是志，迩又有《妇女病》之作，爰敢进是说以彰之。中华民国十八年九月下院嘉善叶劲秋谨识于上海中国医学院。

卷头语： 前寇宗奭谓“宁医十男子，莫医一妇人”。孙思邈谓“妇人病比男子十倍难疗”。推其所以较男子难治者，不外经带胎产，前阴乳疾等症，为男子所无，医者于诊察之时，须多一层兼顾。且生性善郁，七情之病尤多，或讳疾忌医，每予医者以难点。虽然，病虽至变，而可见者恃乎形，医虽至难，而可据者恃乎理，以形求理，则谓举而目张。所谓得其要者，一言而终，不得其要，流散无穷是也。今将妇女病中最重要者，如“月经”“白带”“肝气”“崩漏”“阴痿”“胎前”“临产”“产后”“干血痨”等症，莫不精详研究，应有尽有，故名吾书曰《妇女病》。

现存主要版本及馆藏地：

1929、1934 年上海幸福书局铅印本，上海图书馆、浙江省中医药研究院等。

《妇女保险书》 1929 存

次庚星撰

现存主要版本及馆藏地：

1929 年重庆石印本，重庆图书馆。

《女科医学实验录》四卷 1929 存

王慎轩撰

第一集

赵瀛洲序曰：范文正公曰：不为良相，当为良医，诚以良相救国，良医济人，其功实相同也。矧乎研精阐微，著书立说，垂于后世，功尤宏也。吾友王慎轩先生，邃于医理，尤擅女科，以济世活人之余，著女科医学之书。已出版者，二十余种，风行海内，有口皆碑。良以古来之工于著述者，往往徒泥古法而不知变通，虽有神妙之论，终鲜实用之益。繁于诊治者，往往酬应冗忙，而不遑著述，虽有经验之学，苦无遗传之书。惟先生素无嗜好，研究不辍，视疾之外，辄事著作，夜以继日，乐此不倦。故其立言也，尽从经验而来，既无迂曲悠谬之论，亦无怪僻肤浅之谈，抉理虽深，说理弥近，虽不知医者读之，亦能领悟焉。今又以其历年经验之方，治验之案，撷取精华，汇集成编，颜曰《女科医学实验录》。不特女科秘术，和盘托出，且于中国医学，大有发明，洵为医界实用之书，女界必需之实也。苟能人人读此，必能使海内妇女之病，尽得救疗之方。有功于世，岂浅鲜哉，是为序。民国十八年一月一日古吴赵瀛洲序于沪上爱读庐。

顾允若序曰： 慎轩先生著述《女科医学实验录》既竣，宋生爱人记之以序，所以纪实也。先生乃修书道谢，并问序于余。书中有云：得陇望蜀，不识同仁亦笑我贪耶。余曰：此贪之不伤廉者也，先生能贪人所不能贪，并贪人所不愿贪，是贪亦何尝为大德累。余知近世之所谓沉溺于贪者矣，其上也者贪之以要权厚禄，下也者贪之以声色财货，尤其甚者蝇营狗苟巧取智夺，而又文饰己过，以廉自居。此世风之所以日下，而洁身自好者所以以贪为切戒欤。若谈道讲学，降尊下问，则余实罕见。抑若我能是，是亦足矣，我何为贪求于彼，以伤我之廉。是人之所不能贪，且不愿贪者，而先生独贪之，此余之所以嘉许先生之贪也。先生医学，冠绝吾吴，治百科固无不工，而今独以《女科医学实验录》问于世，或者以妇女隐微，其疾疢之繁苛，有十百倍于男子乎。譬诸伤寒杂病，凡男子之所有者，妇女固无不无之；而胎产经带，凡妇女所独有者，为男子所必无。先生之以女科书问世者，所以概百科而言也。先生性诚笃，绝鲜虚伪，书籍纪述，益信为确有其事。而吾吴男女老幼，沐先生再造深恩者，固已口碑载道，无烦余之赘述，惟博问好学，虚怀若谷，不独学有可传，即行又可嘉。余固深恶世人之伤廉而好贪焉，而独于先生，则又惟恐其贪之不好耳。子舆氏有言曰：我非生而知之者，好古敏以求之者也。余即以此求字为贪字之解。先生英年博学，声誉医林，将来造诣，与日俱增，余将何繇而卜之。将以先生之若何好贪以卜之矣。先生乎，幸勿以贪谓伤廉焉。

宋翼序曰： 望闻问切，补泻温凉，医之为学。一以贯之，固无所谓若者为内科，若者为外科，若者为儿科与妇科也。自王肯堂《六科准绳》编纂成书后，而医之分科乃始。或者谓后世学者，穷经研古，火候功深，远不及古人之精博，乃有精于此者，或绌于彼，则与其博而难精，莫若专一易工，此医之分科所繇来欤。然而此论不独不明医科虽殊，而医理实一，内科外科，不外乎望闻问切，补泻温凉，即儿科妇科，亦何尝越此望闻问切，补泻温凉。夫岂有望闻问切，补泻温凉，其临时制宜，善于内科者，独不善于外科，善于儿科者，独不善于妇科。况《灵枢》《素问》《伤寒》《金匮》《千金》《外台》等经典，而能参解透澈，运用自如者，则万病莫能越其范围。故精于此者，岂有绌于彼，不然，绌于彼者，必不能精于此。此理一经说破，虽愚者亦知其非，更不可以此衡吾王子慎轩之著妇科书焉。王子医学，固深究乎《灵枢》《素问》《伤寒论》《金匮》《千金方》《外台》等经典，而根深蒂固者，故其为学，贯澈靡遗。固不论其为内科，为外科，为妇科，但知望其色，闻其音，问其所苦，切其脉情，虚者补之，实者泻之，寒者温之，热者寒之，心领神会，洞垣一方，而其取效，则又立竿见影，其实至名归，亦宜也。然而王子之著述妇科书者，非为妇科书也。病为妇人女子，而其学理，则无不一贯也。其望闻问切，补泻温凉，用之于妇人女子而效，用之于内外各科亦无不效，且用之于今日而效，即用之于千百年后亦无不效，吾可断言也。王子既著述妇科各书于前，今春又有《女科医学实验录》继之于后，王子诚心诚寿世哉。夫医学之真凭实据，千古不磨者，厥为实验，有实验则民食其德，而信望乃孚。然而医之通病有二：其有是非实验，竟敢妄谓验案，炫奇夸能，淆惑观听，此其一；又有历经实验，视为秘宝，终不宣露，卒至沧桑世变，青囊失传，此其二。此二者，用心相反，而厥罪维均，然又未可以论王子之《女科医学实验录》焉。王子之《女科医学实验录》，其事实确凿，说理精详，处方审密，奇验昭著，记述则极其翔实，志趣则力尚公开。凡精于医学者，诵此一卷，尽可有目共赏，即未明医学者，亦可开卷有益，良以义精辞达，各擅其美者也。噫，近世之善于望闻问切，补泻温凉，有几人哉，吾于王子得其人矣。书成之日，乐为之序如此。吴江桐华里爱人宋翼时客吴门胥江顾氏医庐。

祝绍钧序曰：治病难，治女科病尤难，故昔人有宁治十男子，莫治一妇人之叹。著医案易，欲确实经验，信而有征者不易。此恽师铁樵，尝于《药盦医案全集》中概乎言之。近贤医案，惟《归砚录》《诊余集》诸书，能朴实说理，不蹈虚诞之弊，最有裨于后学。山阴王君慎轩，予金兰交也，曾以第一名卒业上海中医专校，复从名医丁甘仁先生游，见闻既广，造诣益深，对于女科证治，尤具心得，悬壶吴门，以带下医驰名遐迩，迭愈危症，声誉鹊起，四方学子，登门而请业者踵相接。盖实至名归，非偶然者。顷者出其所著《女科医学实验录》问序于予。予不文，何敢序君书，第念风雨鸡鸣，鞭策相励。君独好学深思，灵机善悟，竟有此特殊之成绩，钝质若予，望尘莫及，良自愧恧。因不揣谫陋，谨书数语，以志钦迟。至本编治验诸案，辨证之精，用药之活，有目者当共赏识，毋俟予之赘述也，是为序。民国十八年岁在己巳莫春，弟祝绍钧怀萱氏谨序。

第二集

沈健可序曰：吾友王君慎轩，抱倜傥之才，精轩岐之学，而尤擅于女科，如调经种子、胎前产后及一切危急重症，一经王君诊治，辄能著手成春。自悬壶麋台以来，经其治愈者，多至不可数计，远近慕名，誉为女科中之圣手。去年秋，其高足樊须钦等，为辑历年治验医案，名曰《女科医学实验录》。寄父章太炎观之，颇加激赏，称为扁鹊替人。业师夏应堂、恽铁樵、王仲奇诸老，亦甚心折。足见名不虚传，宜乎海内外人士之钦佩莫名矣。今闻又有第二集实验录出版，以实验录之真绩，作公开之流传，吾知轩岐圣学必将由斯而昌明，故特谨缀数语，以志景行。中华民国十九年中秋沈健可谨序于富士思补小筑。

第四集

张又良序曰：慎轩夫子编著《女科医学实验录》既竣，弟子等合词以颂，曰：夫子潜究今古，精阐学验，内外儿妇百科，无所不通，而于女科更有心得，故起沉疴而肉白骨，如响斯，应对险症而用奇药，着手成春。登门乞诊者，踵趾相接，执经问难者，络绎于途。暇复从事著述，莫不阐解透澈，引证详明。出版行世者，已得二十有六种。今更以历来治验得意之方案，不自珍秘，抉择精华，汇辑成书，公诸天下，以诲后世。使天下后世学者，不必穷经研古，而了然于妇女隐微繁疴之疾病，而知所温凉补泻之要诀。非学有渊源，事有可征，邃理立言，诲人不倦者，其孰能之，其孰愿之。顾允若先生谓夫子贪于学问，能贪人所不能贪，并贪人所不愿贪。今夫子之不吝诲人，亦可谓能奢人所不能奢，并奢人所不愿奢，将使天下后世女子，无讳隐之疾，有瓜瓞之欢，强我民种，繁我民族，胥有赖焉，夫子之功，不在禹下。夫子莞尔，而笑曰：利人济世，医者之职，临诊有所得，以供知医者之研究探讨，使具有悠久历史之国医，代有发明，不致因时代潮流之变迁，而淘汰于无形，则予之意也。非敢云诲人乌足以语功，即论有功，亦皆诸生赞襄辑录之功耳。又良不禁失声而应曰：唯唯同学有责之者。曰：又良不能奢夫子之奢，贪夫子之贪，而乃贪夫子之功乎。又良不之辩，夫子不加责。遂退而记之，因以为序。中华民国二十一年十二月朔日，门人张又良谨序于颐和精舍。

现存主要版本及馆藏地：

1929、1930、1932 年苏州国医社铅印本，国家图书馆、上海中医药大学图书馆等。

《女科证治歌诀》 1930 存

曹荫南（秉征、孟仙）撰

现存主要版本及馆藏地：

《新注医学辑著解说》本，中国中医科学院图书馆、天津医科大学图书馆等。

《月经病证治大全》 1930 存

赵公尚编

现存主要版本及馆藏地：

1930 年上海卫生报馆铅印本，上海中医药大学图书馆、浙江省中医药研究院等。

《妇人科》 1930 存

刘栋臣辑

现存主要版本及馆藏地：

1930 年抄本，济南市图书馆。

《妇科学讲义》 1930 存

秦伯未（之济、谦斋）编

现存主要版本及馆藏地：

1. 1933、1936 年上海秦氏同学会铅印本，国家图书馆、中国科学院国家科学图书馆等。

2. 《国医讲义六种》本，北京中医药大学图书馆、天津中医药大学图书馆等。

《妇科不谢方》 1930 存

附《怡怡书屋妇科医案》四卷

周岐隐（利川）撰

周岐隐自序曰：医小道也，然亦惟能守经者，始能达其变。妇科难乎哉？综其变而该之难穷也。而世之所谓专家者，其意若曰："妇女之病，惟经带胎产隐曲诸疾而已。"嗟夫！若果如此其轻而易举也，则前贤有谓宁治十男子莫治一妇人者，毋亦言之过甚乎？社会风气不开，妇女界知识尤稚。所谓专家者，其所传习，既无非通治数方，而为妇女者，亦以为经带胎产隐曲诸疾而外，更无所谓妇女病，其所由来，盖亦渐矣。余于妇科，本非素习，有来问治者，始则辄检验方以与之，既乃怃然曰："此不过循生理之自然，导而纳之于轨耳。"恶足以言治病，六淫之所感，七情之所伤，妇科诸书，纵有所论列，而持以衡病，语焉不详，则毫厘之差，关系綦重矣。夫巧不离于规矩，规矩者言其经也，巧者言其变也，欲达其变，必守其经。妇女之病，因生理之变化，此其经也；病理之复杂，此其变也。经者可以循理以求，变者则往往仅可意会，而不可言传焉。是编集论二十余家，集方一百余首，凡所论列，皆生理上之病，所录皆经验简效之方，虽不能尽愈诸病，然经带胎产隐曲诸疾，对症自疗，守其经亦足以应用矣。至于病情复杂，方剂偏胜者，必达其变，始能神其用。诚恐择焉不精，转滋歧误，故不备录也。民国十九年十二月周利川岐隐识于宁波城寓。

现存主要版本及馆藏地：

1931 年宁波印刷公司铅印本，山东中医药大学图书馆、山西省图书馆等。

《（新批）女科歌诀》 1930 存

〔清〕邵登瀛（步青）编 〔民国〕王慎轩注

邵炳扬序曰：古人云：宁治十男子，莫治一妇女。明乎调经胎产，见证百出也。女科成书林立，奈简而阙略者有之，繁而蒙混者有之，不失诸偏，即失诸奥。我曾祖搜罗女科诸书，恐学者之难于记诵也，因编为歌诀，为初学指引入门。非敢曰知其要者，一言而终。所赖举一反三者，好古敏求，随所指而进步焉，是即先人所厚望也夫。曾孙炳扬谨识。

王慎轩序曰：国医书籍，多则多矣。然简明精良，足供初学之研读者，殊鲜见焉。以致后之学者，入门无路，望洋兴叹。或误入歧途，而终身不悟；或专恃口才，而举世被迷。民命由是而多夭，医学由是而渐衰，岂不深可悲哉！况妇女疾病，繁夥非常，妇女死亡，统计尤多。苟无简明精良之女科医籍，将何以保障妇女之生命耶？

家严有感于斯，故虽诊事纷繁，著作乏暇，犹必焚膏继晷，乐此不倦。因鉴邵步青先生所著《女科歌诀》一书，采集女科之精华，编成易读之歌诀，简明异常，实足以供初学之诵读也。但学说尚属乎旧，不合于现代之潮流，方法略有所偏，不切于临症之实用。故特加以批语，明其短长，附以己见，补其欠缺，参以远西之学说，俾补旧说所不足，合以临症之经验，藉发前人所未发，不守秘诀，不辞辛劳，盖欲编成简明精良之女科医书，以救济全世界之妇女疾苦也。书成之日，敬为之序。大中华民国十九年元旦日男王南山谨序。

现存主要版本及馆藏地：

1933 年苏州国医书社铅印本，国家图书馆、上海中医药大学图书馆等。

《月经病自疗法》 1931 存

朱振声撰

现存主要版本及馆藏地：

1. 1933、1936、1947 年上海大众书局铅印本，首都图书馆、中国中医科学院图书馆等。

2. 《百病自疗丛书》本，河南中医药大学图书馆、上海中医药大学图书馆。

《血崩自疗法》 ［1931］ 存

朱振声撰

现存主要版本及馆藏地：

1. 1936 年上海大众书局铅印本，中国中医科学院图书馆、辽宁省图书馆等。

2.《百病自疗丛书》本，河南中医药大学图书馆、上海中医药大学图书馆。

《白带自疗法》［1931］存

朱振声撰

现存主要版本及馆藏地：

1. 1936年上海大众书局铅印本，中国中医科学院图书馆、辽宁省图书馆等。

2.《百病自疗丛书》本，河南中医药大学图书馆、上海中医药大学图书馆。

《中国妇科病学》 1931 存

时逸人编

时逸人自序曰：医学十三科，妇科、产科，各居其一，盖以妇人为人类之母，研究调经胎产等病，减轻疾苦，保障康健，即提倡民族主义之基础。然而古代医家有云：宁医十男子，莫医一妇人。见于经期、胎前、产后病证之多端，与夫调理施治之困难。以妇人胎产职任之重要，病症之复杂，吾侪研究医学者，所当深思详考，以明究竟。余自一九一六年，执行医务以来，对于妇产科等病，亦曾略为研究，得以略见一斑。考《史记》载扁鹊过邯郸，闻贵妇人，即为带下医，说者谓：妇女病症，以行经为主体，带下指裙带以下之病，非今之所谓赤白带下，是为研究妇科病症之嚆矢。《金匮》列胎产之门类凡三，为妊娠之诊断，产后之调理，及杂病之治疗。妊娠篇，以去病为主，如桂枝茯丸、附子汤等类，化癥温脏，其力颇专。产后篇，论妇人产后有三病，一病痉，二郁冒，三大便难，注重津液消亡、孤阳独旺之现证，或为痉挛，或为眩晕，或为便燥，是产后病学之首先发明者。杂病篇中，行瘀治病，面面周到，调经诸法，足为后世所采用者尚多。胶艾汤，温经汤，其尤著者，《千金方》以妇科列为卷首。胎产各方，尤多经验。《外台》收罗胎产各病之秘方，较《千金》尤详，注意妇科病症之疗治，古今一辙，惜方药非失之简，即失之杂，立意太深，为后世医者所罕识，且病症亦有古今不同之慨，无怪古今之难用矣。唐大中初年，昝殷之《产宝集验方》，宋代李师圣之《产论》，至郭稽中，撰《产育宝庆集方》，以方法附于产论之后，遂成宋代产科专书。陈自明撰《妇科大全良方》，妇科产科诸证，治法乃臻全备。惜迷信风冷，方多温燥。薛新甫氏，改正其说，又以补脾胃、和气血为主，古传禁方之真面目，反致埋没不彰。王肯堂氏，编为《女科准绳》，武叔卿氏，辑为《济阴纲目》，于《妇科大全良方》之原文，以己意修改，另分门类。《永乐大典》，载《产宝》诸方一帙，赖《四库全书》以传，著作者之姓氏，已不可复考，惟于保产诸法，颇为赅备。其中所用方法，多为近代奉为典型，如胎前病之枳壳汤，药品为枳壳、白术二味，方下注明，热者以黄芩易枳壳，此方即束胎饮之始祖。朱丹溪氏，谓黄芩白术二药，为安胎圣药，盖亦本此而言。又举卿古拜散之治产后血风，传流至今，脍炙人口。人参饮子，丹溪加味为达生散，虽药味略多，然以大腹皮为君，人参为辅，命意无异。又卜氏之《产家要诀》，任喆之《产科心法》，日本片仓片之《产科发蒙》，清医张曜孙之《产孕集》诸书，各有见到之处，以产孕集之内容搜罗尤为完备。王节齐之《胎产指南》，论调经胎产等病，多亦扼要。余若竹林寺之《女科》，周越铭之《通俗妇科学》，《金鉴》之妇科，傅青主之《女科》，沈尧封之《女科辑要》，张山雷之《笺疏》，陈修园之《女科要旨》，叶天士之《女科指掌》，凌嘉六之《女科折衷》诸书，于调经产后病症，皆有深切之发挥，足资记录。惟以体例之繁杂，学者苦之，故欲发挥光大之者，必须仿科学例，从新编辑。

中医妇科之学说，分列调经、种子、胎前、产后四门，而以杂症附焉。西医妇科之学说，列为生殖器炎症，赘生物障碍，发育不全，子宫异位，生产所致之伤害，及分泌物之异常（经闭经痛崩漏）等证。若专究调经之学说，则以中国医书为特详，除经痛（即西医之月经困难）、经闭（即西医之月经闭止）、月经过多（即西医之月经过度）外，他如超前、落后、过少等，皆西医未经道及，无法疗治者。故当以中说为经，西说为纬，若论其子宫卵巢、解剖生理及临产各项之手术措置等，则当以西说为主，方足以知其实质。至于产科病证，恶露不下，恶露不绝等证，为西医书中所未有，中医处方，颇有经验独到之处，足补西医所未逮。褥劳血晕等证，治疗方法之周到，亦迥非西医所能及。虽血晕证，有疑为中医之产科方法不良所致，然经西医接产，仍有发生血晕者，在安然静卧，注射强心剂，所不能奏效之时，参用中法，其效立见，是中医经验，所不可忽略也明矣。中西学说，互有得失，拘守一家之言，各就一偏之谈理，实非世界医学大同之佳象也。行经为胚胎之基础，胎产为人类之来源，于民族之盛衰，有密切之关系。昔日妇女，密藏深闺，少通世故，故不知时势，而多执拗，肝郁之病良深，运动废弛皆是。近代妇女，交际繁多，侈言解放，涉足市场，放纵之弊益深，子宫之病证益显。凡此种种，皆足以酿成行经胎产诸病证。苟不详细询明，分别施治，鲜不致误。本编胪列古今各家之学说经验，聊供研究治疗之参考。惟编者自惭识浅，复困于俗务猬集，时间匆促，参考之材料不多，深望妇科专家，加以指导，俾臻完善，则幸甚矣。公元一九三九年时逸人氏志于太原旅次。

现存主要版本及馆藏地：

1. 1935 年太原中医改进研究会铅印本，国家图书馆。

2. 1940 年上海复兴中医社铅印本，天津市医学科学技术信息研究所、上海中医药大学图书馆。

3. 1946 年国医砥柱总社铅印本，镇江市图书馆。

《妇女病续集》1931 存

朱振声编

缘起：拙著《妇女病》，自出版以后，承读者赞许，纷纷介绍，四版已罄，惟个人之学力有限，而病证之变化多端。前书所言，或有未能详尽，疏略之处，在所不免。语云博学多闻，又云集思益广。鄙人于读书诊余之暇，将经验所得，及其他名著，为前书所阙者，信笔记之，虽断章零简，前后不续，而识见确凿，立方周到，至足宝也。年来积成一帙，不敢自秘，付诸剞劂，以供同好，名曰《妇女病续集》。

现存主要版本及馆藏地：

1931 年上海幸福书店铅印本，上海中医药大学图书馆。

《妇科纂要讲义》 1931 存

吕楚白撰

妇科总论曰：尝思妇人一科，本与男子同。其不同者，经带胎产耳。何以古称难治，而另立专科乎？盖妇人经带胎产，苟非专心研究，处方倍觉其难。就令医学湛深，辨证亦非容易。无怪乎古人另立专科也。

今试将妇人诸病大略言之。夫妇人一科，首重调经，假令经候失调，变生百病。经脉或多或少，或后或先，或阳气乘阴，或阴气乘阳，倘一概治之，服药多不奏效。如阳气乘阴者，则血流散溢，气不调和，故令乍多而在趱前之患。《经》所谓天暑地热，经水沸溢是也。阴气乘阳者，则胞寒气冷，血不运行，故令乍少而在落后之忧。《经》所谓天寒地冷，水凝成冰是也。治妇人经病，当以舒肝运脾为先，而后别其阴阳，调其气血，使不相乘，以平为期，则得之矣。

至于带下诸病，宜先明带中脉之所由生，然后治之乃当。《经》云带脉当肾十四椎，出属带脉。围身一周，前垂至胞中，是带脉总束诸脉，使不妄行，如人束带，故以为名。究其带脉之所从出，则贯肾系，是带当属肾。女子系胞，全凭带脉为主，以其根结命门也，环腰贯脐，居于身之中停，又当属脾。女子带下，以其属脾病。而又下垂于胞中，故随带而下也。盖带脉主管束前后诸脉，人身惟脾主中州，与坎离交合，带脉适当脐腹之中。应归为脾之脉，其穴则在季肋，正见其前不居任位，后不居督位，所以管束前后也。《经》言带脉出于肾中，以周行脾位，由先天以交于后天。若治带病得其要旨，无论《金匮》言三十六种之多，医书有辨别五色之目，当以脾经为主治焉可矣。若是者，经带诸病，治得其要矣。

而胎产治法，抑又何哉？且夫有胎之病，妇科中最难治者也，必先明辨脉理，而后治之则无难。《内经》云：妇人足少阴脉动者妊子也，阴搏阳别，谓之有子。言受胎在脐腹之下，则血气护胎而盛于下，故尺脉鼓搏有力，与寸脉迥然不同。妊娠初时，寸脉微小，呼吸五至。怀胎三月而尺脉数也，脉滑疾甚，以手按之散者，是受胎三四月矣，重按脉不散，但觉疾而不滑者，是受胎五六月矣，此古人辨妊娠脉法也。余辨妊娠，则以关脉为标准。何则？左关肝，右关脾，肝藏血，脾统血，若受孕则关脉流利如珠。血气调匀，足以养胎矣。若闭经则右关重按必不见。血气虚弱，与及凝滞矣。如此辨脉，真有历验不爽者。今特表而出之，实为学者研究耳。

至于妊娠，无病宜服舒肝扶脾养血清热之品，有病当以安胎顺气为先，或某经病兼某经药为治。若外感四气，内伤七情，而成他病，治法与男子同。但妊娠有病，动胎下胎之药，切须审详矣。夫如是，则孕妇之病，又得其法以治也。

而产后则何如？妇人新产后，必须闭目静坐养神，不可遽然倒睡，当以手从心胸至脐下，左右摩擦，俾恶露下行，以免血晕之患。饮食不宜腻滞，腻滞恐瘀血不去，而新血难生。洗面濯足，宜避风寒，惟恐招风受湿，疾病随之而起。睡卧不宜独宿，免受虚惊。惊则神气散乱，变症多端。服药必须谨慎，新产宜用热童便少许饮之，或用生化汤煎服，不至瘀血动心。产后用药，凉剂不可轻投，辛热亦不宜过服。斯时血气空虚，用凉剂恐生脏寒。而附桂干姜，气味辛热，若脏腑无寒，何处消受？理应和平调治，方为合法。如或有偏寒偏热之证，又须活法治之，不可胶执。是妇人经带胎产诸病，不过大略言之耳，必须分而言之。其治法乃明。

现存主要版本及馆藏地：

1931年广东光汉中医药专门学校铅印本，中国中医科学院图书馆、黑龙江中医药大学图书馆等。

《竹泉生女科集要》 1931 存

彭逊之（彭俞）撰

张赞臣序曰：男女同是人也，饮食衣服同，工作起居同，其之致病，外感内伤，呻吟床褥，呼号病苦，则无不同，又何必有女科之别耶？而不知何以不同者，完全在于生殖机关。盖女子有天赋之生殖能力，繁殖子孙，惟女子是赖，男子不能也。故女子之生殖构造，与男子异，此乃其病之伙于男子之一大原因也。若夫调经、种子、胎前、产后、带下等症，皆女子所独有之病，男子则无有也。女科之别，不亦宜哉！今彭子鉴于古说之未尽善，古书之太繁杂，故特有《女科集要》之作，求叙于余。阅读一过，觉其书简当不枝，说理透辟，知造福于女界者，厥功不让傅青主，故乐而为之序。中华民国二十年九月一日武进张赞臣识于上海医界春秋社。

严苍山序曰：治妇人之病较男子为难，妇人性多执拗，有幽隐之疾不肯直言，且胎前产后与月经诸患亦较男子为多，先贤所以有宁治十男子，莫治一妇人之叹也。对于妇科书籍，古人著者颇多，各有所长，要其最详而备者为《济阴纲目》，最约而赅者为《医宗金鉴》，此外善本未曾阅及。兹有友人携《竹泉生女科集要》一书，求序于余，翻阅一过，虽非独创之作，要其撷精采华有条不紊，非三折肱能手，无此识力，诚足为后学津梁也。爰记数语以归之。民国二十年八月中旬宁海严苍山序于沪江家庭医药顾问社。

彭逊之自序曰：竹泉生曰：余习医术，颇有心得，用集诸前辈名贤之说，略分门户，纂为是书。而余一己之私意为多也，非敢曰命世，亦不敢自秘为独得之奇。信吾言者，吾亦愿就正焉，其莫以为然，则吾将启吾后人耳。

现存主要版本及馆藏地：

1. 1931 年上海艺海出版部铅印本，国家图书馆、首都图书馆等。

2. 1931 年上海千顷堂书局铅印本，首都图书馆。

《妇女科》 1932 存

尉稼谦编

现存主要版本及馆藏地：

1. 1932 年天津国医函授学院铅印本，中国中医科学院图书馆、上海中医药大学图书馆等。

2. 《新国医讲义十三种》本，山东中医药大学图书馆。

《妇科学》 1932 存

乔君实编

现存主要版本及馆藏地：

民国成都铅印本，四川省图书馆、重庆图书馆。

《妇女摄养新书》 1932 存

万波居士撰

现存主要版本及馆藏地：

1932 年上海万有书局铅印本，上海中医药大学图书馆。

《妇人病自疗法》 1933 存

梁世铎编

现存主要版本及馆藏地：

1944 年长春文化社铅印本，上海中医药大学图书馆。

《妇科方案》 1933 存

王慎轩撰

现存主要版本及馆藏地：

抄本，上海中医药大学图书馆。

《妇女病自疗法》 1933 存

江天览编

现存主要版本及馆藏地：

1933、1935、1936、1938、1946 年上海中央书局铅印本，首都图书馆、中国中医科学院图书馆等。

《（最新）妇科学全书》二卷 1933 存

蔡鹏云（百星）撰

蔡鹏云自序曰：余寝馈中外医籍，出而问世，除儿科擅长外，尤以妇人科为最有心得，而疗愈妇科之症更仆难终其数，故远近称吾医之良者，莫不以妇科扬吾名。余虽敬谢不敏，而改进国医，使成科哲合化之心无时或已。晚间业医余暑，遂本批旨以课次男焯英、三男煜英、侄男国英等。外间学子闻风争列门墙，不忍过却，遂设所传习科哲兼参之妇、儿科学。于是就学日夥，列门下者已达数百十人。惟新旧妇科书求一完善课本卒不可得，旧妇科书子宫生理缺焉弗讲，新妇科书虽子宫及内分泌详悉，而胎前产后全书弗载，子宫癌瘤开腹大手术属之外科者，则言之惟恐不尽。国医学妇科者，对于此种未经实习何由问津，此余妇科学之编所由来也。是书之编，参用古今中外医籍数十种，弃短取长、删繁就简，参以多年临床经验，寒暑一易，稿凡二脱，始竣事焉。

全书上下二卷，凡八编。第一编论子宫与月信，第二编论交感与生殖及诊察纲要，第三编论妊娠母病与子病之关系，第四编论产时与产后之病变，第五编论杂病括要，第六编论生殖系统疾患，第七编论急性缓性之传染，第八编外科疾患。下卷附经验治案数十条，以资实习妇科之疾患治疗。虽不可谓尽备于此书，而科哲混合，纲举目张，读者开卷，门径豁然，能就其所已知求其所未知，岂徒思过其半，即一切内外表里非属之妇科者，亦可类推施治，而无不应手。以视坊刊妇科病，原因绝无一言道及，而贸然治疗处方，真不啻如在漆桶中摸索矣。是书之成，原为学子而编，本不欲灾梨祸枣，同仁等咸以是书可以改革国医而促之进步，当付梓公世，以饷后学。爰付剞劂，并以编辑颠末全书内容，蒐纂主旨，笔之于书，以弁诸简端。中华民国二十二年元月中浣澄海蔡鹏云百星氏叙于汕头新国医传习所之左室。

凡例：

一、是书所编病原、疗法、药物，以哲学书为主，以科学书为辅，庶国粹不至消灭，读者亦不至数典而忘祖。

二、是书文取浅显，凡阴阳五行道理玄奥而不证实，全书八编涉及此项一概删除。

三、是书节目国医所有者，照旧名称之；国医所无者，则用新名词称之。

四、上卷论生理病理占其大半，治疗验案不尝附列，其故在此。

五、是书对于疾患首原因、次证状、次经过、次预后、次治疗、次处方、次治案，仿照新书体例编辑，庶读者易于了然。

六、治疗疾患方法过多，易于迷惑，故本书所举方法，举例一概从简。

七、是书对于新医生理、药物名词因暇晷无多，索引一层姑从缺略，补入以便读者，仍须俟之异日。

八、是书尚有错误，以及见不到处，或字生鲁鱼帝虎，医界宏达，不谅订正，匡我不逮，实所欢迎。

蔡沧江偕蔡涵秋跋曰：沧江未精哲学医，而科学常识，则自方言毕业后，已能得其涯涘。现代国医，具远大眼光者，咸认保存国医国药，当以科学化为前提。胞兄百星先生，长景韩二十年，成就人材以千计，课余存心活人，辄寝馈于医籍不少倦，计其测览新旧医书凡数百家，而别有心得。就诊既多，全活尤众。民十五，辞学务，一意济世，科哲互参，现虽年事六旬，而精神勿懈。日应诊，夜课医，复编《儿》《妇》《解剖》各学，以为学员课本。虽日无暇晷，而应付裕如。子侄辈仰星、少星、国英等受其熏陶，已成科哲兼通之人材；三胞弟实秋，经其指导，治症尤著奇效。无怪岭东人士，争相就学，多所获益，尤多以能医名。是书不过五种之一，病理疗法莫不推陈出新。大教育家行治疗术，医界革进钜擘，胞兄讵庸多让。沧江认是书可以益民生、牖后学。不揣固陋，略述梗概，表而出之。二胞弟沧江偕四弟涵秋谨识。

郑立珊等七十五人同跋曰：陈黄溪先生谓，先总理民生问题，包涵“国民生计、民族生存、社会生活、民族生命”四者，可知今日国医对此四者皆负有重大使命。吾师医界闻人，其活人诲徒，立说著书，必欲科哲汇参者，无非注重四生，以期有益于世。至其学识湛深，不独挈《灵》《素》秘、入长沙室、即生、解、理化，无不深入显出，智在人先。是书科哲融化，得其绪余，已足诱掖后起而福泽齐民。立珊等久坐春风，获益不鲜。往岁与同学应试，入选多名。沾吾师学问余沥、已能稍展其骥足，其同仁之在内地应诊者，尤能本其所学而立起沉疴。益叹师德造极，师道高坚。师之有教无类，陶铸多材者，真不愧为岭东巍巍之泰斗，边读各种医著，不惟一词莫赞，觉平日头脑腐旧，凡所误会，一经启迪，而心地莫不大放光明。可知哲理科学合一炉而冶之，自可化迂腐为神奇，同仁感喻新旧会通主旨，可以整理医籍，督促进化，保存国粹，强健生民。遂朝斯夕斯，本吾师教人济世之深心，努力淬厉，以维持国医国药于千钧一发之秋，勿敢懈。门下士：郑立珊、王名藩、陈慎园、蔡晓畊、江月秋、张缵绪、陈绍唐、方冠群、丁家鹉、林毓华、蔡邦辅、李裕生、陈农余、蔡梦乔、陈半红、李启蒙、吴云秋、蔡仰鹏、萧学治、林莹君、孙瑞麟、李金城等七十五人同跋。新国医传习所地址：广赤汕头永泰路64号。

现存主要版本及馆藏地：

1933年新国医传习所铅印本，北京中医药大学图书馆、上海中医药大学图书馆等。

《妇科经验良方》 1933 存

杨志一撰

余择明序曰：吾国医学初无妇科之分，有之，则自扁鹊始。《史记》曰：扁鹊名闻天下，过邯郸，闻贵妇人，即为带下医。所谓带下医者，即妇科之别称也。因妇人多带下病，故以名耳。迨至汉代医圣张仲景氏出，始搜集汉代以前之医法医方，著为《伤寒》《金匮》二书，其中亦论及妇人病，而未尝著述专门妇科书也，至宋代《圣济总录》出，始分论妇科一门。明王肯堂撰《六科准绳》亦有妇科一种。清武之望因之而成《济阴纲目》与《医宗金鉴》中之《妇科心法》为近代言妇科之最详者。至于其他妇科书中，独具只眼者则有《傅氏女科》，搜集医方者则有《妇人良方》，然时远年湮不古而古矣。近百年来，妇科书殆无新著。处此人事日繁，病变万端之今日，此区区者尚足以应治疗卫生之用哉！

杨子志一，余老友也。医学之深邃，迥非时辈所可及，而于妇科一门，尤有心得。近编《妇科经验良方》一书，内容共分经、带、胎、产、种子、安胎、乳病、隐病等十门，先总论，次证治，再次验方，材料新颖，论治精详。以稿示余，索为叙言，是敢不揣谫陋，为之言以冠诸篇首，仅叙其大略，如此安足以扬其真美善之万一哉！民国廿二年三月四日余择明谨叙。

现存主要版本及馆藏地：

1933 年上海国医出版社铅印本，上海中医药大学图书馆。

《妇女病》 1933 存

茹十眉编

例言：

一、本书文字浅显，撰句简洁，极便一般人士之阅读，或医士之参考。

二、本书不侈高深，不论空理，在以实能应用为归宿，一切诡异奇僻不近人情者，俱不录入。

三、本书自处女始，至产后止，划为五期，各以其所常病者选入，并非某一时期，必患某一病症也。

四、本书每一病先述其病状，使人人皆得见其病状而追求其病因，更考其病因而施以治疗，则方无不效，病无不除矣。

五、本书各病附有单方，盖济急于一时者也。根本治疗，尚以参阅处方为要。

现存主要版本及馆藏地：

1933、1936、1937、1947 年上海大众书局铅印本，首都图书馆、中国中医科学院图书馆等。

《女科入门》 1934 存

陈景岐编

现存主要版本及馆藏地：

1. 1934 年上海中华书局铅印本，辽宁省图书馆、吉林省图书馆。

2. 1937 年上海中西医药书局铅印本，安徽医科大学图书馆、重庆图书馆。

3. 《中国医药入门丛书》本，国家图书馆、中国中医科学院图书馆、北京中医药大学图书馆等。

《妇科概要》 1934 存

钱公玄编

现存主要版本及馆藏地：

1. 1934、1935 年新中医研究社铅印《中医各科问答丛书》本，中国中医科学院图书馆、四川省图书馆等。

2. 《中医各科问答丛书》本，上海中医药大学图书馆、广州中医药大学图书馆。

《得安医集》三卷 1934 存

《补遗》八卷 附《乾坤锦囊》

钱得安撰

现存主要版本及馆藏地：

1934 年抄本，河南中医药大学图书馆。

《竹林寺女科医按》（原书封面为《竹林氏女科医按》） 1934 未见

钱继道校录

竹林寺女科秘方弁言：已亥冬于顾君龙友案头见《竹林寺女科》方书一册，内列调经胎前产后诸症，治法甚备，询称得自邑人钱君继道家，钱君以女科名于越，世传其先人得竹林寺秘方，靳不示人。顾君得之，珍同珙璧。余借录一通，置之肘后，初亦未之奇也，嗣有友人，结缡已久，熊梦未征，检得调经方付之，次年即举一男。又有邻妇屡孕辄堕，保胎方付之，连举两胎，无灾无害，始信此方之奇，而为竹林寺真传无疑矣。正拟广厥流传以福闺阁，适袁筱庵别驾见而服膺，慨然以剞劂为己任，爰质诸越人范铁砚先生悉心校雠，付诸梨枣，是刻也，得之顾君，成于袁君，余何敢掠其美焉？谨叙其缘起以弁简端。抱迂氏识。

《妇科集》 1934 存

顾膺陀撰

顾膺陀自序曰：余业医于平，荏苒十余年于兹矣。默察就诊于余者，男子常居十之三四，幼童十之一二，而妇女最多，常居十之五六焉。至妇女之病，复以关于月经及胎产者为最多。考其致病之由，要不外环境不良，及平时忽于摄养两种原因。余每闻人言，治病以幼科为最难，以其不能自道疾病苦之所在，及服药不易也。余以为儿童无七情六欲之染，其病也简单，至妇女之就诊者，每因羞涩而不自言其病情，甚且有病在东而故言在西者。医家若不明辨病象，即易误治，故为妇女治疾，每有较治幼科为尤难者。余窃不自量，于数年前，即拟编著《妇科集》一书，用供医家及病家之参考。奈以医务羁身，时作时辍，俟至最近，始获缀集成篇。顾此集内容，对于妇科诸病之症情病源，辨证用药，虽已粗备，而简陋遗缺之处仍多，尚祈海内医宗，赐予匡正，俾此集更臻完备，而使之有补于妇科，则幸甚矣。兹以付印，爰述所怀以自序。中华民国二十三年十二月顾膺陀。

现存主要版本及馆藏地：

1934、1940年北平顾氏医室铅印本，国家图书馆、中国中医科学院图书馆。

《竹林女科旨要》 1935 存

著者佚名

现存主要版本及馆藏地：

曹炳章抄本，浙江大学图书馆医学分馆。

《妇科杂治方》 1935 存

著者佚名

现存主要版本及馆藏地：

曹炳章抄本，浙江大学图书馆医学分馆。

《汇选妇婴简要》 1935 存

魏乐斌撰

现存主要版本及馆藏地：

1935 年谦诚印刷社铅印本，山东中医药大学图书馆。

《女科秘诀》 1935 存

郑厚甫撰　王慎轩校

现存主要版本及馆藏地：

1935 年苏州国医书社铅印本，国家图书馆。

《千金妇人方注》 1935 存

张骥（先识）撰

编者按：《中国中医古籍总目》载："《千金妇人良方注》，张骥（先识）撰，成书于 1935 年，见《汲古医学丛书》。"经核查原书，该书原名《千金妇人方注》，《总目》衍一"良"字。

现存主要版本及馆藏地：

《汲古医学丛书》本，北京中医药大学图书馆、成都中医药大学图书馆。

《妇人科》 ［1935］ 存

陆清洁编　陆士谔（守先）校

现存主要版本及馆藏地：

1. 1935 年上海世界书局铅印本，中国中医科学院图书馆、云南中医药大学图书馆。

2. 《万病自疗医药顾问大全》本，首都图书馆。

《妇人科病问答》 1935 存

蔡陆仙撰

提要：妇人科病，所以异于男子，除胎产外，厥为经带诸病。然带下有五色之分，经行有先后多寡之异，不但病因亦复杂繁夥，且有异乎通常之诸多病症。专业是科之医，尚不能遍读各书，以资融会，矧普通民众，安能尽悉辨治之常识耶！是编所辑，于经带以及妇人特有之病症，已尽数采列，且要言不烦，既简便而又详明，欲研究妇科学者，舍是将无所从择也。

现存主要版本及馆藏地：

1935、1936 年上海华东书局铅印本，天津医科大学图书馆、山东省图书馆等。

《妇女病经历谈》 1935 存

祝怀萱撰

弁言：经带胎产，为妇女特殊之生理。既有特殊之生理，必有特殊之病理，可征妇女百病，不越经带胎产四类而已。予述是书，亦分四类，目的在使妇女们略具病理治疗常识。故所述各症，皆本阅历有得之言，附载诸方，多属和平无弊之品。当闺阁清闲之时，一编在手，雒诵回环，俾抱恙者见微知著，早谋治疗之方，无病者注意卫生，常保健康之美，是则区区之意也。夫惟仓猝成书，脱遗实夥，他日有暇，当再续编。祝怀萱识。

本编专述著者一己之经历，妇女们读之，当增进医学智识不少，胜看普通女科医书十倍，幸勿以空谈而忽视之。

现存主要版本及馆藏地：

1935 年苏州国医书社铅印本，国家图书馆、上海中医药大学图书馆。

《妇科论》 1935 存

陆正熙撰

概论：妇之所以分科者，以胞中月经，与男子异也。究其病经之因有三种，治当分先后难易，而病者尤当以求愈为目的。有诸内必形诸外者，经之色也。欲知可与之药，当先知不可与也，必合色、气秽、病情、病理、脉度、天时而施治，无有不愈者，此妇科调经之主旨。然经之不调，不曰前愆期，即曰后愆期，当再审其人之肥瘦，或因经病而发热，或因经水而病肿，因经病而腹痛，因经不下行而上逆，因经后而白带，因经而热入血室，及种种不能宣于言之讳言病。欲调经者，尤当详晰而细审辨之，然后经乃可调也。夫经之不调，为崩漏大开者，为经闭大合者，其遗患甚致积聚癥瘕之痼疾，医者岂可玩忽乎？

虽然，此特论其不调者病耳，若其调者，当有求嗣之可能，果也。喜既有，则犯此喜者，避之若侮；保此喜者，常亲近之，十月宁馨生矣。母氏劬劳，小心将护，医者贵明，新产当知宜忌。新产当属多虚少实，理之常也。产后与新产有别，仍不能逃出虚实寒热之例，乳房与男科别，发生问题，当按法治之。

凡例：

一、本论多引自《内经》《难经》《伤寒论》《金匮要略》《千金方》，李东垣、朱丹溪、刘河间、张子和、薛立斋、喻嘉言、柯韵伯、张令韶、马元壹、萧立斋、叶天士、吴鞠通、陈修园、方有执、乾隆时之御医，近时效验，几至无节不经，无句不典，非有实在经验，不敢妄自采入。

二、本论分上论下论，以不孕为上论，受孕为下论。

三、本论引《内经》《伤寒论》《金匮要略》《医宗金鉴》及各大儒医之文者，今删去引句著书人姓名，乃系减少记忆力一种善法，非故意泯灭前贤之名者也。

四、本论附注，效法吴鞠通，以防典解，或开合笔法，问答笔法。虽属中下程度，为求无人不解为目的，读者原谅。

现存主要版本及馆藏地：

1935 年铅印本，广东省立中山图书馆。

《妇科病自疗新法》 1936 存

席灵凤编

现存主要版本及馆藏地：

1936 年文业书局铅印本，首都图书馆。

《妇科学讲义》 1936 存

苏天柱编

现存主要版本及馆藏地：

民国广东保元国医学校铅印本，广东省立中山图书馆。

《妇科易知录》 1936 存

孙崧樵撰

陈钟弟序曰：我国医学，长于实际治疗，而绌于理论，所以授人诟病，形成当前风雨飘摇之危局，是诚无可讳言。故我国医之应弃去玄虚，考求真理，发扬古义，融会新知，以建立于科学之上，已为我国医界同仁所公认。余畏友孙君崧樵，究心医学，知致力行，本其精思妙悟之天赋，与丰裕之经验，辑著《妇科易知录》一书。于理论则引今释古，推陈出新，于疗法则以历验抉择，舍粕存精，非同捕光捉影之构。虽未可谓绝后作品，要亦过渡时期应有之著述也。兹且付梓，既不求序于名流，而欲余有言，谨陈管见如此。时民国二十五年秋陈钟弟于鹭门寓次。

钱今阳序曰：昔寇宗奭有言：宁治十男子，莫医一妇人。盖言带下医之难为也。夫经带胎产等病，为妇女所独有，且女性娇羞，讳疾忌医，往往使医士不易着手。苟非富有学识经验，又安能对症发药乎？夫然则研究妇科之书，忧乎尚矣。民二十二年冬，不佞与敝邑诸同志，创立国医学会，以从事于国医学术之研究。而有国医素之刊行，时厦门孙樵崧君，主鹭声笔政，因同文之谊，而得神交于千里之外，岂非有宿缘者乎？今孙君复以主辑医报之余绪，根据现代学理，运用固有方剂，纂辑《妇科易知录》，此诚妇女之福音，医家之宝筏也。凡为带下医者，苟能人手一编，加以研习焉，运用焉，又何致感妇女病之难治哉。中华民国二十五年六月二十二日武进钱今阳谨序。

洪昭和序曰：医学之最繁难者，厥为妇科，此古今医家同一之见解也。盖其疾病与男子等外，又多经带胎产之症，且女子多愁善怨，七情六欲之病变，又较男子为易患也。

市上妇科医书，虽汗牛充栋，顾欲求其适合现代之学理，而确有实效者，究不易得。孙君崧樵，为研究所妇科学主任时，乃以其平昔所经验之心得，辑著《妇科讲义》。今再加整理，更名为《妇科易知录》。既付剞劂，嘱予为之参校。余观是书计分八章，子目凡百有五条，洋洋数万言，无一枝字蔓语羼杂其间。其覈实纯朴，融新冶旧，洵近世不可多得之作品。故是书之组织结构，余实不敢妄赞一词，惟对于校订一部工作，则喜力为襄理，愿此早公诸世。学者苟由是而进，以求深造，则庶乎妇科学其不难治矣。兹当脱版，谨志数语以弁其首。民国廿五年秋洪昭和谨序。

孙崧樵自序曰：余夙以内子多病，尝喜浏览妇科书籍。偶依证拟方，投之辄效，戚党中有知而求治者亦然。于是对妇人科学，遂渐有探讨兴味。岁壬申，鹭门国医研究所成立，同道知余癖，浼为妇科指导。乃选古今妇科医书之成方大发，加以诠释，汇为妇科讲义，积三年而稿成。际兹国医学在过渡时期，守旧者既拘泥不通、画地自限，趋新者又舍本逐末、专事铺张。前一类余固不敢苟同，后一类余亦不愿附和。而欲融冶古今，采固有之实验方法，纳于科学之中，则余学识浅短，犹愧未能。是编简朴质实，挂漏滋多，本不堪妄灾梨枣，遽尔问世，乃蒙同道加励勉进，催促付梓，又得洪君昭和，力任校勘，遂取讲义稿底，整理而成八章，以其简约，命曰《易知录》。抑亦陈修园医学实在易之意云尔。民国二十五年乙亥秋惠安孙秀岩崧樵识。

现存主要版本及馆藏地：

1936 年厦门孙崧樵医寓铅印本，广东省立中山图书馆。

《女科临床效方》二卷　1936 存

郑连山撰

祝为先序曰：表弟郑子连山，儒雅士也，与予貌相似，志复相同。一庭药草，四壁图书，伏处其中，悠然自得。每相见，辄纵论古今中西医学上之疑问，旁及证治经验。风雨连床，彼此恋恋不能舍，意气之投，虽同怀昆季，弗逮焉，诚佛家所谓有前缘也。兹出其新著《女科临床效方》，索序，予受而读之，深佩其治学之勤而进步之速有如此者。细绎书中诸案，文辞老炼，方药精当，具大医手笔。试杂于天士晚年医案之间，竟莫能辨，于此可知其寖馈《叶案》之深。不仅家学之渊源已也，尝考《叶案》为经方家所诟病者，特指南温热病之一类耳，其他则博采众长，运用自如。妇科诸方尤推，绝诣足启后学无数法门。予所闻见，近时江浙老医负盛名者，皆不越叶氏轨范，绍兴胡宝书，乌镇张艺臣，江阴朱少鸿诸前辈，其尤著也。至若桑菊栀豉，千方一律，自命叶派大言不惭者，此真香岩之罪人，吾侪可存而勿论也。市肆已刊《叶案》凡三种，拙见以存真为最佳，比来执匕之暇，颇思选录三书中之精切可从者，汇为一编，除课徒外，藉为临症参考之资。人事卒卒，握管未遑，不知杀青之何日。连山对于叶学既富有心得，必当助我书之成。异日学验精进，出其所蕴，与此集相较得失，更予所厚望连山勉乎哉！民国二十五年岁次丙子仲秋怀萱祝为先拜序。

现存主要版本及馆藏地：

1936 年苏州郑连山女科医室铅印本，上海中医药大学图书馆、南京中医药大学图书馆等。

《妇科》1937 存

朱寿朋编

现存主要版本及馆藏地：

《中国医学院讲义十四种》本，中国中医科学院图书馆、上海中医药大学图书馆。

《妇女科》 1937 存

天津国医函授学院编

现存主要版本及馆藏地：

《新国医学院讲义教材十四种》本，中国中医科学院图书馆、北京中医药大学图书馆等。

《刘氏妇儿证据》［1937］存

刘九皋撰

现存主要版本及馆藏地：

抄本，中华医学会上海分会图书馆。

《妇女卫生医药常识》 1937 存

缪绍燕（慎斋）撰

金俊智序曰：医之为道，深远而且细微矣。医之于女科，尤深远之极，细微之至矣。诚以女科各证，非他科之所有。而他科之证，则多为女科之所当互参，此女科所以贵专精，而特殊于他科者也。至于专精是科，又能由深远而出之于浅露，举细微而表之于明显，斯神乎技矣。历考女科各书，非不议论贯通，方药备具。然往往散见杂陈，非偏考而节取之，无以尽得其精华，又非善用而经验之，无以确定为标准。欲求简而能赅，详而确当，以成一家之书者，昔之所罕见，而今于是书得之矣。是书为缪慎斋先生所撰，先生于女科，三折肱矣。应诊之暇，本其心得之精，历年所用之而神效者，随证立方，朗若列眉，定其名曰《妇女卫生医药常识》。书成以示余，余回环读之，见其论证之精，方药之准，凡经产各证，莫不具有良方，便于检阅。此诚能由深远而出之于浅露，举细微而表之于明显，神乎其技者也。苟是书风行，俾家置一编，则凡患经产各证者，皆有良方，便于取用。若在穷乡僻壤，一时无良医可就，但须检阅是书方药服之，皆可信而有征，不致有误服单方之虑矣。是则先生之于女科，可谓专精之至。先生之撰是书，其功用岂有限量乎？爰推明先生之仁术，书于简端，以志钦佩云尔。丙子季春弟金俊智诠氏拜撰。

陈英冬序曰：人生在世，不能无疾，疾则不能不医，此所以药为尚也。夫医有中西，惟药亦然。同一医药，各有其长。一则全凭理想，奏效似迟。一则注重实验，见功较速。初非因人法而异也，亦疾有难有异，有轻有重，有内有外，有显有微，有暂有久，有浅有深，有男有女。所以有药到病除，人即为之医国手。亦有千方百计，遍药而仍不免一死者，人即为之庸医。不知人既业医行道，无论如何皆有一片割股之热心。所惜者对于绝症，亦徒呼奈何耳。医家宜早为一言回绝之，如扁鹊之视齐桓，高缓之视晋景，始可以卸责也。万勿以情不可却，竟至于棘手而误人焉。余于医道，本门外汉，今有慎斋缪先生者，康寿之哲嗣，本家学渊源，擅于妇科，已悬壶问世多年，历来一医即愈。为万家异性生佛，久脍炙人口，犹以为未能普及，又于应诊之余暇，自著《妇女卫生医药常识》，携来示余。一观之下，局外人实莫明其中之妙，不敢赞辞，三复是编，爰参以臆见，厥名为《妇女卫生医药常识》，究未免自谦。诚为妇女慈航，不问可知。以之医女界而裨妇人，可与乃翁先后一时。并驾齐驱，无过不及，贤乔梓之功，讵浅鲜乎？宜速付枣梨，贡献家庭。凡阃内案头，各置是编，以便一览，自可不就医而得师也。由此推广行之，可以医一方，而一省，而一国，而天下，其自便以便人，何可限量！今金智诠先生大方家，已有鸿著冠前，余聊依样鸦涂附后。民国二十五年岁在丙子夏秋之际玉峰无能为子陈英冬生未定草。

陈培之序曰：慨自欧风东渐，举国人士，竞尚维新，旧有学术，悉遭鄙弃。于是固有医药，亦以不合科学原理，致为卫生当局所歧视。其所以不绝如缕者，徒以实效所在，非人可得而颠倒也。比年以来，中央当局，亦稍稍注意及此，乃特设中央国医馆，采用近世科学方式，为学术之整理。并公布中医条例，为业务之保障。中医之兴，何待龟蔡？顾中国医学，虽有悠久之历史，但分科研究，实至唐宋之际而始盛。有历代史志文献，可资证明。而学派之分歧，亦始于此。千余年来，医学书籍，汗牛充栋，非剿袭成篇，号称渊博，即穿凿附会，自诩发明。否则陈义高深，语涉专门，尤非一般人所能公解。虽有笔花医镜诸书，亦能力避高深，务求浅显。然仅为概论性质，于各科证治，未免略而不详。且其学理，过于陈旧，富于玄学色彩，甚不适于今日之用。鼎革以还，民智日启。社会人士，于卫生慎疾之道，固已稍知注意，然一旦遘疾，委命俗医，致濒危境者，仍属屡见不鲜。尤其妇女教育，一时尚难普及，礼教藩篱，至今未撤，讳疾忌医，夫岂能免？故于妇女医药常识之灌输，尤觉必要。缪君慎斋，擅精女科，家学渊源，诊余之暇，本其经验，编为《妇女卫生医药常识》一书。举凡经带胎产等习见之症，及常用处方，无不具备，有条不紊，深得简要之旨。而辞义浅显，妇孺都解。不以奥深之文字，以自炫鬻，尤堪钦佩。甚望我国妇女，人手一编，则对症施治，不致以身试药。

是诚家庭之宝筏，济世之慈航已。余因不辞谫陋，而为之序。民国二十有五年丙子秋七月澄江陈培之拜序。

现存主要版本及馆藏地：

1937年大新印刷所铅印本，中国中医科学院中医医史文献研究所、上海中医药大学图书馆等。

《妇科讲义》 1937 存

盛心如编

绪言：女科之病，异于男子者，不外经带胎产而已。昔扁鹊过邯郸，为带下医，此则为女科之始。仲圣列妇人诸病于杂病之后，而三十六病亦皆归纳于带下。至巢氏《病源》立论渐精，真人《千金》列诸开端，斯则为专科者之所自昉也。唐白敏中访昝殷《备要》验方三百七十八首，而为《产宝》。宋郭稽中补濮阳李师圣《产论》二十一篇，以为《产方》，斯为最著。其最为详备者，当推王宇泰之《女科准绳》，武叔卿之《济阴纲目》。至如万氏《竹林》，周氏、傅氏等女科专书，皆当类列。参观东垣、河间、丹溪、景岳、立斋、无择诸先贤，其立说各有精义，类每散见于其著作之中，以及近世妇人科生理诸学说，立当诵习研求者也。总之女科诸病，能了得冲任督带之源，握其寒热虚实之纲，虽曰难疗，探其源以溯其流，挈其纲以理其绪，则亦何难之有哉？

现存主要版本及馆藏地：

《中国医学院讲义十三种》本，上海中医药大学图书馆。

《妇女病自疗新法》1937 存

蔡玉堂编

例言：

一、本书为便于普通仕女之阅读，或初学医学者之研究，故文字力求浅显，撰句力求简洁，俾易于了解。

二、本书内容，皆以切合实用为主，不尚空言理论，但求适合女界需要，各方皆备，各方有效，惟怪诞不经者，概不列入。

三、本书关于妇女各科病症，分门别类，眉目清楚，自无凌乱不分之弊，翻查极易。

四、本书对于各病，皆详述其病状、病原，终则指示治疗方法，依之施用，自可诸病霍然。

五、本书为济急于一时者计，于各病间有附以单方，惟根本治疗，仍当取用处方为是。

二十三年十月编者识

现存主要版本及馆藏地：

《实验医药顾问》本，上海中医药大学图书馆。

《妇科学讲义》 1938 存

陆无病等撰

现存主要版本及馆藏地：

《浙江中医专校讲义三十三种》本，上海中医药大学图书馆。

《女科知要》 1939 存

夏福康编

现存主要版本及馆藏地：

稿本，上海中医药大学图书馆。

《女科医案》二卷 1939 存

夏福康编

现存主要版本及馆藏地：

稿本，上海中医药大学图书馆。

《女科知要拾遗》 1939 存

夏福康编

现存主要版本及馆藏地：

稿本，上海中医药大学图书馆。

《实用女科学》 1939 存

王景虞编　李斯炽校

王景虞自序曰：总理提倡三民主义以救国，民族首居其先，谆谆以奖励生育增进民族健康而诏国人。诚恐人口锐减有被异族侵略同化之隐忧；可知民族强弱与国家盛衰互为因果也。妇女为人类之基础，有强健之母体，即有强健之国民，国民强健则民族繁殖。国家焉有不强之理？即令一度被人征服，亦绝不能被人同化，消洁其民族意认，减轻其抵抗力量。医界圣贤，一本我国数千年传统之社会政策，而专重女科一门，《千金方》以妇科列为首卷，胎产各门，尤多经验；《外台》搜罗胎产各方，较《千金》尤详；《金匮》分胎产门类凡三：一为妊娠之诊断，一为产后之调理，一为杂症之治□□各门治法，面面周到，堪为产科学之金科玉律；他如陈自明之《妇科大全良方》，王肯堂之《女科准绳》，武叔卿之《济阴纲目》及竹林寺之《女科》，周越铭之《通俗妇科学》，《金鉴》之《妇科》，傅青主之《女科》，沈尧封之《女科辑要》，张山雷之《笺疏》，陈修园之《女科要旨》，叶天士之《女科指掌》，凌嘉六之《女科折衷》诸书，皆有深刻之发明；所可惜者，满地金钱无索以贯，对于教学不无困难之处；迨迄近世，科学昌明，西药发达，日本大泽岳太郎之《胎产学》，竹中成宪之《竹氏产婆学》，木下正中及清水由隆之《近世妇科学》，先后出世，对于器械疗法，琳琅满目！应有尽有，昧者以为女科治疗已达澈底成功之境域，熟知仅有解剖生理，难产治疗，及各种手术一技之长也！除经痛即西医之月经困难，经闭即西医之月经闭止，月经过多即西医之月经过度外，他如月经期超前者，经期落后者，则皆西医所忽略，故治斯学者，应以中说为主，西说为副，一炉而治，另编新籍，以应亟需；惟编者自惭学浅，□□不多，谬误之处，在所难免，海内同仁，苟不以为不可教而辱教之，则幸甚矣。民国二十八年元月憬愚王景虞序于成都旅次。

现存主要版本及馆藏地：

1939 年成都四川国医学院铅印本，成都中医药大学图书馆。

《妇科学讲义》 1940 存

上海新中国医学院编

现存主要版本及馆藏地：

《新中国医学院讲义四种》本，上海中医药大学图书馆。

《妇女科讲义》1940 存

马乐三编

妇女病论曰：编者常与人谈，世间最难治之病，莫过于妇孺。古称小儿为哑科，以其不能言也；然妇女虽系能言，往往有不能言之隐，或言之不尽耳！况妇女多气，十居八九，此为致病之一大原因；凡爱，恶，喜，怒，忧，思，哀，感，以及性情固执，嗜欲偏僻，等等不同，遂致七情内伤，六淫外袭。若与男子比较，难治多多。近数十年来，男女教育相同，女子受过高等教育者，日见增多，对于生理，病理，及诊疗各种常识，虽不能详悉，当能知其大概。以最近诊治之曹淑娴女士而言，曾在国立大学毕业，结褵七年，尚未生育，惟伊求嗣心切，祈诊于余曰："我对于卫生一事，平素极为注意，对于房欲一层，每月不过二三动，且外子系著名运动之健将，曾选为远东运动会足球选手，身体健壮，当不待言；性自结婚至今七载，迄未开怀，其咎当在我方，考之月信，亦颇准确，想系子宫口局部不正，或系卵珠不能营养精子，是否如此，深求先生诊之。"按曹女士此番谈话，所云欲，动，子宫，卵珠，精子，裸列无遗，可谓有知识之闺秀，治疗当然容易，不过如曹女士者，恐百不得一二焉！每诊视妇女于深闺之内，或床帏之间，并不告以所患，只伸出手臂，骤现羞容，甚则蒙以睡衣锦帕之类，虽有亲属告知，终不如自述之详，每有亲友介绍而诊者，余必以实言相告。医者之道，非望闻问切四项俱备，不足为治疗根据。如病家自来求治者，即拒之而去，不复与言！故寇宗奭云："宁治十男子，莫治一妇人。"诚哉斯言。故编者，对于诊疗妇女病症，深感种种不易，复查坊间出版妇女科之医书，非深奥难明，即漫无系统，皆不合同学自习之用。故手编本科，精益求精，详不厌详，分处女，少妇，妊娠，临蓐，产后，老妇，杂症七大章，分条说明如下。

现存主要版本及馆藏地：

1. 1940 年天津中国国医函授学院铅印本（该版本署名"中国国医函授学院编"），天津医科大学图书馆。

2. 1940 年马乐三大夫诊疗院铅印本，广州中医药大学图书馆。

《妇科学》 1940 存

辛元凯 高仲山合撰

编者序言曰：汉医学术之微妙，为世人所公认；而汉医学术之落伍，亦为不可掩之事实。缘汉医学术之微妙，并非现代汉医之功绩，实为数千百年前汉医之创获。降至现代，交通，人事，一切均异于古；而欲执古说古法以施用于今世，将见其枘凿而龃龉矣。

欲求此学术之合于现代，非加以整理改进不为功；然此事言之匪艰，行之维艰，并非一蹴即可跻及者。余等于妇科学之编纂，不过为整理改进之初步尝试耳，岂敢自诩为合作哉！故此编于古之阴阳五行迹近玄虚之学说，极力避免；对于西说之足资发明者，则尽量吸取之，以求学术之沟通。至于所录各方，均系摭拾古今效方，间有由于临床所得者，亦复编入，明眼人一望而知，故不一一识别！但所列各方，病症虽同，因人之体质，嗜好，环境，各有不同，希善用之者，加以斟酌为是！

本书之校雠，蒙王献廷、杨景岳两先生竭力襄助，特此志谢！以上。

现存主要版本及馆藏地：

1940 年新京国风印刷社铅印本，中国中医科学院图书馆。

《妇科易解》 1942 存

刘鎏撰

刘鎏编辑大意曰：

一、妇女的病，有许多和男子不同，如调经、崩漏、带下、癥瘕、嗣育、胎前、产后、乳疾、前阴等都是。常言道：宁治十男子，莫治一妇人。可见妇女的病，非常复杂。我国多数妇女，缺少医药卫生常识，每每因这些的病，甚不注意，而注定他们的命运。对于国家的人口政策，和民族的存亡，影响真大。编者有见及此，故编是书。

二、古来医书，字义深奥，很不易解。本书用通俗白话编成，就是粗通文理的人，也能一目了然。

三、古来医书，关于妇科的形形色色，还不见得十分详尽，如月经的来源，经来的卫生等，都不曾谈及，本书以数十年之经验与研究，逐一说明。

四、此书虽为鄙人编撰，如有见识不到的处所，还望高明指正。

浏阳桂蔬氏刘鎏识

存养山房识曰：刘桂蔬先生，精通医理，富有经验，编辑麻科、妇科二书，关于小儿出麻、妇女杂症，概以白话解释，凡稍识字者，即易了解。麻科书板，兹复重刊，妇科易解，今承桂老抄来，廉即誊正付刊。并邀诸君捐资赞助，幸获告成。倘仁人君子，广为印送，流传于各省城市乡村，则功德无量矣。中华民国卅一年仲冬月冬至节西昌存养山房谨识。

现存主要版本及馆藏地：

1942 年存养山房刻本，北京中医药大学图书馆。

《念劬妇科医草》 1947 存

卢寿长撰

现存主要版本及馆藏地：

1947 年资中著者石印本，重庆图书馆。

《妇女病预防及自疗法》 1949 存

陈爽秋编

前言：女性的病，因为生理上的关系，谁也都知比较男性复杂，而最难理会，女性因为多了生育的一门，引起医学上的多少讨论和注意。而一般的妇女们很像是不关紧要地置之度外，有的因为羞耻的缘故，不敢贸然登临医师之门，结果惹起非常的遭遇，而死于非命的，在现代的社会，恐怕未必少见吧！

女性因生理上的关系，而有特殊病象，决不能概以内科范围而例以混同的办法，所以医书对于女性独有的病症，特立专科一门，统称作妇人病，或妇女科病，且有专门的医生者，足证妇女病是重要了。

本编鉴于妇女病的重要，以及便于妇女自疗起见，特将妇女特殊的病象，删繁就简，搓其重要的，辑为一书，以应社会的需要，名曰《妇女病预防及治疗法》。

又，本编的医药多数是以中药为主体的，间因特殊的关系，有时也有西医理论的叙述或用西药的，读者不要误会。

现存主要版本及馆藏地：

民国上海经纬书局铅印本，上海中医药大学图书馆。

《妇科》二卷　1949 存

姚季英编

现存主要版本及馆藏地：

1. 民国华北国医学院铅印本，北京中医药大学图书馆。
2. 民国北平聚魁堂铅印本，青岛大学医学院图书馆。

《妇科学讲义》　1949 存

潘绍文编

现存主要版本及馆藏地：

民国广州铅印本，广州中医药大学图书馆。

《妇科诊断学》　1949 存

北平国医砥柱总社编

现存主要版本及馆藏地：

《妇科诊断学儿科诊断学》本，山东省图书馆。

《妇女科小儿科诸病预防及治疗法》　1949 存

著者佚名

现存主要版本及馆藏地：

上海佛慈大药厂铅印本，广东省立中山图书馆。

《孝思堂妇人良方》　1949 存

史良誉撰

现存主要版本及馆藏地：

抄本，中华医学会上海分会图书馆。

《女科钞》 1949 存

张清廉辑

现存主要版本及馆藏地：

抄本，中国中医科学院图书馆。

《经验救生录妇科》 1949 存

著者佚名

现存主要版本及馆藏地：

抄本，云南省图书馆。

《女科或问》［1949］存

著者佚名

现存主要版本及馆藏地：

抄本，上海图书馆。

《女科方案》［1949］存

著者佚名

现存主要版本及馆藏地：

抄本，上海中医药大学图书馆。

《女科真言》［1949］存

著者佚名

现存主要版本及馆藏地：

抄本，上海中医药大学图书馆。

《女科总论》［1949］存

著者佚名

现存主要版本及馆藏地：

抄本，浙江省中医药研究院。

《女科简要方》［1949］存

著者佚名

现存主要版本及馆藏地：

抄本，浙江省中医药研究院。

《女科绳尺》［1949］存

著者佚名

现存主要版本及馆藏地：

抄本，浙江省中医药研究院。

《女科经产百问》［1949］存

著者佚名

现存主要版本及馆藏地：

抄本，浙江省中医药研究院。

《女科神效秘传》［1949］存

著者佚名

现存主要版本及馆藏地：

抄本，甘肃省图书馆。

《女科集要》［1949］存

著者佚名

现存主要版本及馆藏地：

抄本，中华医学会上海分会图书馆。

《邓氏女科》［1949］存

著者佚名

现存主要版本及馆藏地：

抄本，中华医学会上海分会图书馆。

《石函嘉秘妇科良方》［1949］存

原题鹤州野人编

现存主要版本及馆藏地：

抄本，四川省图书馆。

《专治妇女血分要症》［1949］存

著者佚名

现存主要版本及馆藏地：

抄本，上海图书馆。

《宁坤宝航》［1949］存

著者佚名

现存主要版本及馆藏地：

抄本，浙江省中医药研究院。

《妇人方》［1949］存

著者佚名

现存主要版本及馆藏地：

抄本，浙江省中医药研究院。

《妇人方论》［1949］存

著者佚名

现存主要版本及馆藏地：

抄本，浙江省中医药研究院。

《妇人经验方》［1949］存

著者佚名

现存主要版本及馆藏地：

抄本，浙江省中医药研究院。

《妇人科经验方》［1949］存

著者佚名

现存主要版本及馆藏地：

抄本（残），上海中医药大学图书馆。

《妇人科全书》［1949］存

著者佚名

现存主要版本及馆藏地：

抄本（残），广西壮族自治区桂林图书馆。

《妇人调经论》［1949］存

著者佚名

现存主要版本及馆藏地：

抄本，天津医学高等专科学校图书馆。

《妇女婴童脉歌》［1949］存

著者佚名

现存主要版本及馆藏地：

抄本，陕西省中医药研究院图书馆。

《妇科至宝》［1949］存

著者佚名

现存主要版本及馆藏地：

抄本，南京图书馆、云南省图书馆。

《妇婴全书》［1949］存

附《胎漏下血》

著者佚名

现存主要版本及馆藏地：

抄本，上海交通大学医学院图书馆。

《妇科一百十三证》［1949］存

著者佚名

现存主要版本及馆藏地：

抄本，天津医学高等专科学校图书馆。

《妇科方书》［1949］存

著者佚名

现存主要版本及馆藏地：

抄本，浙江省中医药研究院。

《妇科百问》［1949］存

著者佚名

现存主要版本及馆藏地：

抄本，上海图书馆。

《妇科问答》［1949］存

著者佚名

现存主要版本及馆藏地：

抄本，浙江省中医药研究院。

《妇科秘传》［1949］存

著者佚名

现存主要版本及馆藏地：

抄本，山东中医药大学图书馆。

《妇科秘室》［1949］存

著者佚名

现存主要版本及馆藏地：

抄本，浙江省中医药研究院。

《妇科秘书》［1949］存

著者佚名

现存主要版本及馆藏地：

抄本，浙江省中医药研究院。

《妇科秘籍》［1949］存

著者佚名

现存主要版本及馆藏地：

抄本，苏州大学医学院图书馆。

《妇科金针》［1949］存

著者佚名

现存主要版本及馆藏地：

抄本，天津中医药大学图书馆。

《妇科治验案》［1949］存

著者佚名

现存主要版本及馆藏地：

抄本，首都图书馆。

《妇科诸症》［1949］存

著者佚名

现存主要版本及馆藏地：

抄本，天津医学高等专科学校图书馆。

《妇科要诀论》［1949］存

著者佚名

现存主要版本及馆藏地：

抄本，上海中医药大学图书馆。

《妇科黑神丸方引》 又名《观音普济丹》［1949］存

著者佚名

现存主要版本及馆藏地：

抄本，山东中医药大学图书馆、黑龙江中医药大学图书馆。

《妇科奇方》［1949］存

著者佚名

现存主要版本及馆藏地：

抄本，浙江省中医药研究院。

《妇科通书》［1949］存

著者佚名

现存主要版本及馆藏地：

抄本，浙江省中医药研究院。

《妇科秘效方》［1949］存

著者佚名

现存主要版本及馆藏地：

抄本，浙江省中医药研究院。

《妇人验方》［1949］存

著者佚名

现存主要版本及馆藏地：

抄本，天津医学高等专科学校图书馆。

《妇婴杂治方》［1949］存

著者佚名

现存主要版本及馆藏地：

抄本，浙江省中医药研究院。

《存验录女科》［1949］存

著者佚名

现存主要版本及馆藏地：

抄本，浙江省中医药研究院。

《医林纂要妇科》［1949］存

著者佚名

现存主要版本及馆藏地：

抄本，浙江省中医药研究院。

《医案集句》［1949］存

著者佚名

现存主要版本及馆藏地：

抄本，浙江省中医药研究院。

《医箴俚言妇病要诀》［1949］存

著者佚名

现存主要版本及馆藏地：

抄本，浙江省中医药研究院。

《郑氏女科八十三治》［1949］存

著者佚名

现存主要版本及馆藏地：

抄本，苏州大学医学院图书馆。

《郑氏女科真传》［1949］存

著者佚名

现存主要版本及馆藏地：

厉石庵抄本，上海中医药大学图书馆。

《明易妇产诸症医方》八卷 ［1949］存

著者佚名

现存主要版本及馆藏地：

抄本，上海中医药大学图书馆。

《济阴要略》［1949］存

著者佚名

现存主要版本及馆藏地：

抄本，上海中医药大学图书馆。

《治妇人胎前十八证》［1949］存

著者佚名

现存主要版本及馆藏地：

《针病指要等医钞六种》本，上海中医药大学图书馆。

《妇科要略》［1949］存

著者佚名

现存主要版本及馆藏地：

抄本，中国中医科学院图书馆。

《济阴录》［1949］存

著者佚名

现存主要版本及馆藏地：

抄本，浙江图书馆。

《女科备要》［1949］存

著者佚名

现存主要版本及馆藏地：

抄本，浙江省中医药研究院。

《妇科秘本》［1949］存

著者佚名

现存主要版本及馆藏地：

据黄岩陈梦来抄本复制本，浙江中医药大学图书馆。

《女科方书》［1949］存

著者佚名

现存主要版本及馆藏地：

抄本，浙江省中医药研究院。

《脉诀方歌—妇科方》［1949］存

著者佚名

现存主要版本及馆藏地：

抄本，浙江省中医药研究院。

《妇科方》［1949］存

著者佚名

现存主要版本及馆藏地：

抄本，宁波图书馆。

《妇科摘要》［1949］存

著者佚名

现存主要版本及馆藏地：

抄本，浙江省中医药研究院。

《妇女各种杂症方》［1949］存

著者佚名

现存主要版本及馆藏地：

抄本，杭州图书馆。

《妇科主方》［1949］存

著者佚名

现存主要版本及馆藏地：

九千卷楼抄本，浙江图书馆。

《妇科通套方》［1949］存

著者佚名

现存主要版本及馆藏地：

抄本，安徽中医药大学图书馆。

《方案存查—淋浊、子痛》［1949］存

著者佚名

现存主要版本及馆藏地：

隐庐居抄本，中国中医科学院图书馆。

《妇科经带讲义》［1949］存

杨子钧编

现存主要版本及馆藏地：

写印本，中国中医科学院图书馆。

《妇产科症方》［1949］存

著者佚名

现存主要版本及馆藏地：

抄本，天津医学高等专科学校图书馆。

《女界须知》［1949］存

陆成一（培初）编

陆成一自序曰：妇女恒多隐疾，每含忍而不肯言，以致小病变成大病，大症酿为绝症。既成绝症，虽卢扁复生，莫能挽救。苟于病之初起即行治疗，不数剂而可愈，何至若是？予甚悯之，因辑隐疾各方，登诸存粹医报，俾妇女辈得以对证自医。有友人见之，曰：此绝大救人仁术也。劝予广为选辑，专编一书，普传女界。予曰：诺。因辑是册，仍以阴户病为主，选方独多，列之于首，连类而及交合门、乳门、经水门、带下门、癖块门、胎孕门、临产门、产后门、求嗣门、继产门，为类十有一。虽难称完全，大略具有矣。予即未曾察舌诊脉，亲自临症，苟检此册，以对症自疗，当有效验也，世或不我瑕疵乎！

现存主要版本及馆藏地：

民国苏州景景医室铅印本，中国中医科学院图书馆、南京中医药大学图书馆等。

《妇科讲义》 未见

杨子钧编

绪言：夫所谓妇人科者，不过经带胎前产后数端而已，其他症治，初与男子不殊。盖妇人病之所以异于男子者在生殖系，病之无关生殖者与男子同治，病之关系生殖者则异治。生殖之种种病症，其主要在月经，月经之来源为生殖腺，生殖腺与其他腺体多互相关连，故其病之影响实至深且钜也。

吾国医籍其价值在于效方，而说理多牵强附会不甚明了，于妇科书为尤甚焉。良以时代关系，对于生理、解剖简陋不足称，乃益无学理可言。故唐孙真人之《千金方》中大都有方无说，及宋陈良甫始辑《大全良方》而理论粗具，金元以降，无不简略。《傅氏女科》虽为家喻户晓，然论证穿凿亦鲜可取，有清一代《济阴纲目》罗致虽详，颇便稽阅，而繁琐有望洋之叹。萧氏集诸家议论而不载方，名《女科经纶》，沈氏记其简验而名《女科辑要》，皆可供参考，难称尽善者也。其他所辑，不遑枚举。然欲求一较近真际、足资讲肆者，殊属罕觏。

当此欧风东渐，西人挟其科学知识以研究医药，发明良多，尤以解剖、生理、病理、产科为更精详可法，足资借镜。譬如月经，昔贤只知冲为血海，任主胞胎，二脉流通，则经血渐盈，应时而下。而不能确指为卵巢之机能成熟，酿生滤胞，滤胞中黄体所分泌的物质能刺激子宫黏膜而成行经也。又以胚胎由于男精女血，而不知精虫射入卵珠方始成胎也。复如胎儿之在子宫也，本属屈曲倒悬，而吾国医籍以为临产方始转头而出。胎儿之营养及排泄也，本由胎盘与脐带为之互输交换，而吾医籍以为必从口入（如口含疙瘩等云）。其他，子宫瘤肿、子宫癌、卵巢肿大等，而昔人囫囵以为癥瘕积聚病。凡此种种，不胜枚举，皆可谓知其然，不知所以然者。由是言之，是西籍足以为我借镜印证改正者实繁，吾辈于兹科学昌明时代，欲固步墨守是自弃自尽也，乌乎可？

仆之编述是科，先成胎前、临产、产后三卷，大都以崇实去诞，融会远西为宗旨，兹于经带一门，撷诸西籍尤夥，以生殖器官与内分泌学阐发尤精，故不惮烦探索，并蓄兼收，期于一贯而已。

《家传女科经验摘奇》　未见

著者佚名

作者自序曰：妇人乃众阴所集，常与湿居，贵乎血盛气衰者也。血盛气弱是谓之顺，顺则百病不生；血衰气盛是谓之逆，逆则灾病生焉。且妇嗜欲多于男子，而生病倍于丈夫。及其病也，比之男子，十倍难疗，尤不可不考。若是四时节气，喜怒忧思，饮食房劳为患者，悉与男子同也。凡妇人之疾，多因月经不调，变生诸症，经候如期为安。或有衍期，审虚实、寒热而调之。先期而行者，血热故也；过期而行者，血寒故也。热则清之，寒则温之，然不可不察其有无外邪之症。或有寒热而后投药，且经行之际与产后一般，调理失宜，其病不浅。若被惊则血气错乱，经水渐然不行，逆于上者则从口鼻中出，逆于身者则为血分成劳瘵之病。若因劳力太过，则生虚热，变为疼痛之根。又况妇人疾病，多因欲恋爱憎、嫉妒忧恚，抑郁不能自释，为病深固，所以治疗十倍于男子也。若病而重者，恚怒则气逆，气逆则血逆，血逆则腰、腿、心腹、背、胁之间，遇经行而病，过期又安。若怒极则伤肝，又有眼花、头晕、呕吐之症，加之经脉渗漏于其间，遂成窍穴，或成淋漓不止。凡此之病，中风则病风，感冷则病冷，久而不治，崩漏带下、七症八瘕可立而等，即成痼疾。若能治病于未然，当调经为先。由是妇人别立方法，俾能自调摄之，所谓尽善尽美也。

《张氏妇科》 未见

著者佚名

属性：唐时开通年间，有一神人借宿于慈邑张氏家，次日将书付张氏之妇。开卷视之，乃女科也，初以调经，其法和气血、均寒热，而世无不育之妇；次以胎前，其法补气血、清痰火，凡有诸症必先安胎为主；次以胎前产后，其前后不同。此书数百年来隐而不发，今予得之医论十三篇而无遗症。胎前产后各各辨明，与诸家用药大有不同，传与当世医者，庶免妇女之大难。得此书者，当存好生之心，勿秘可也。

《女科三要》

刘文元撰

杨亶骅序曰：医门四大家，《脾胃论》出自东垣，补张刘之阙，剖灵兰之秘，培生命而赞化育，功垂千古。东垣常山郡藁人也，晋邑与藁毗邻，近时习岐黄家，往往祖河间丹溪，而置东垣之法不讲。王太仆论地黄汤云：壮水之主，以制阳光；益火之源，以消阴翳。盖谓肾为生化之源，兼水火之藏，故补肾与补脾并重。况世值晚近，气化衰薄，戕贼日甚，十人九虚，而治标者，失本慎已。故补脾肾之说，非独为男子然也。妇人衣业医者，揣病形而不悉病源，胶柱于《济阴纲目》《达生篇》诸书，而毫无心得。不能参以活法，故不死于病而死于医者累累也。吾邑杏五刘君，业岐黄四十余载，一切症治，应手奏效，而妇科尤精。取辑《女科三要》，各论精释，依古方而运以活法，于补脾补肾之说，三致意焉。产方论中，恶露所由来，齿凿盖饮上池水，洞见东垣一方人，此书出诚足继响东垣，而为生生者跻之寿域矣。岁在著雍执徐壮月既望姻愚弟杨亶骅拜撰。

现存主要版本及馆藏地：

福德堂手抄本，中国中医科学院图书馆。

二、产科卷

《产宝治元》［1912］存

著者佚名

现存主要版本及馆藏地：

抄本，内蒙古自治区图书馆。

《宝产秘书》［1912］存

著者佚名

现存主要版本及馆藏地：

抄本，天津医学高等专科学校图书馆。

《单氏胎产全书秘旨》［1912］存

著者佚名

现存主要版本及馆藏地：

抄本，浙江省中医药研究院。

《葛生初产科》三卷 ［1913］存

葛纯青撰

现存主要版本及馆藏地：

抄本，中国中医科学院图书馆。

《闺中宝录》1914 存

著者佚名

作者自序曰：子刻是篇，言语鄙俚，难免贻笑方家，然立意为妇女所设，不得不然，识字者固不待言，不识字者，令人诵之，亦可通晓。故凡男子遇本妇有孕，宜执是册文，与论曰，与讲说，说三五遍，不过一月，可令全册熟记。较日夜与之博弈，或闲谈消遣，或玩戏观灯，孰得孰失哉？窃一再思之，但须平时讲说，临时方有主张，不但产母宜知一切，老幼男妇均宜知之，不但贫贱之家宜讲说，而富贵之家尤宜熟读熟讲。盖家饶裕则闺人娇养，气体脆薄，口餍肥甘，身安逸乐，而且性情骄傲，不听人言，到此时才一试痛，便难忍耐，按腹擦腰，呻吟呼唤，于是家中点灯着火，上呼下应，房中拥挤，多人内外攘成一片，稳婆络绎，各要争功，脉未离经，胎未转顺，即令坐草，及至不下，奇方珍药，纷纷乱投，以致子母废命者，何可胜道哉？近年来，里党中此症层见迭出，予心甚悯之，爰不惮烦，汇集《达生篇》《醒闺篇》《产科心法》《女科要旨》《临产须知》等书，朝考夕稽而成是篇，自意于产科一症，发挥详尽矣，名曰《闺中宝录》，亦欲人人共珍之意也。受是书者，于育女生男、胎前产后，遵文论而调理，按汤散而施治，可保产母婴儿平安清吉，祈各凛遵，勿负区区之鄙意。

现存主要版本及馆藏地：

民国江津文华堂石印本，中国中医科学院图书馆。

《调经受胎护产保赤宜忌各方书》1916 存

徐世本撰

现存主要版本及馆藏地：

1925、1926 年著者铅印本，上海中医药大学图书馆、苏州市中医医院图书馆。

《达生保赤合编二种》 1917 存

何锡琛编

何锡琛自序曰：胎产为生人之始，亦为天道自然之理，苟能随时觉察，调护适宜，自无意外之变。若乃平居暇逸，性情骄纵，饮食不以节，起居不以时，迨至临产，绝无预备，惶惶焉惟愚蠢之稳婆是赖，亟亟焉惟珍秘之奇药是求，颠倒错乱，枝节横生，即幸而获产，而善后无法，杂剂竞投，舍其本而逐其末，或竟不能不有意外之变焉！育儿亦然，当其初生，娇小脆弱，如芽如苞。偶撄疾病，不能自言，脉理未易详切，服药又复大难。强之则啼哭呕逆无不至，任之则浸淫深痼无愈期，踌躇莫决，寝馈难安，父母之隐忧忍痛为何如哉！是书合《达生》《保赤》两编为一，《达生》为清康熙间亟斋居士原著，而未署其真姓氏；《保赤》为清嘉庆间钱塘吴氏藕汀原辑，凡所论列，均注重调护而不注重治疗，朴实切理，与他之妇科幼科书不同。所采方剂，非王道平稳几经实验之古方，即预防外治相传有效之良法，诚恐家庭不明病理，转有浪施药石之误耳。原编《达生》有云，家常日用闺房琐屑之事，一有不到，皆足致病。与其服药于病后，曷若致谨于平时？《保赤》有云，当其病之既中，脉理无可细按，针石又难遽施，审因察色凭揣量以为医治，安保十不失一乎？此保护之不可不预慎也。即此数言，已可见是书之梗概矣。方今之世，欧亚咫尺，文野强弱，不能并存。医亦重要科学之一也，欲使医学智识普及于社会者，当自家庭始，而最切于家庭之应用者，当自产育始。顾吾国妇女，纽于无才为德之旧习，足不出户庭，目不辨之无，智识之短浅，自不待言。一遇疾病，举措乖方，重祈祷而轻医药，虚掷金钱，蹉跎时日，病势之浅深未辨，家庭之秩序先乱，是皆大不利于产育者也。苟能娴习是书，反覆讲贯，由产育而进于普通医药，由旧学识而进于新学识，参互考证，一隅三反，庶几疾病减少，幸福可致。即祈祷等一切迷信之举，亦可不攻而自破，不禁而自除，讵不一大快事哉？中华民国六年夏历丁巳四月朔日金山何锡琛题。

何锡琛跋曰：岁甲寅之秋七月，予友姚子凤石以旧本《种子达生》《保赤验方》合编一册见示，并属校雠，以将重刊也。予喜是书之有裨于家庭医学，遽诺之。及归稍稍展读，则觉重有所感焉。夫时至今日，科学日进，新医代兴，凡所著述，如解剖、生理、卫生、病理、医化、药物、细菌、看护等，靡不门分类别，各擅专精。而兹犹抱残守缺，陈腐自甘，言学理则统系莫属，言治疗则设备未周，甚且有混合哲理假托神权者（按：旧医学中，亦尽多可贵之理论，与特效之方药，惟不加以科学之说明，分类改革，则终不能发挥光大，博世界之信用），人进取而我保守，得毋贻通人笑乎？况予少失学，于文既懵无所知，于医亦仅涉其皮毛，而人事牵率，又未能详稽博考，综核一是，积此数因，不敢从事。韶光荏苒，寒暑三更，风石贻书再促，意在此种医籍，本先贤之经验，风行已久，当必有适合乎实用之处。新医之学说□……□。

现存主要版本及馆藏地：

1917 年金山姚氏敦仁堂松江铅印本，内蒙古自治区图书馆、黑龙江省图书馆等。

《中西产科学讲义》 1920 存

汪洋编

徐治序曰：中西医学风马无关，盖不自今日始矣，究其所以如此，则皆偏于一己之见，故鲜有言通者。即有一二提倡医学之士，多鄙薄中医而不屑道，且谓中医决无存在之一日。噫！信若是说，则吾国国粹医药学，果将消声灭迹于二十世纪之将来乎？此实肤浅如余所不敢妄为赞同者也。要之医学乃治病之学，苟有一长可取，均足为我法则，岂必拘执于中西耶？试就产科一门而论，于横生逆产等用器械手术的治法，固非中医所能企及。若恶露不下恶露不止等，于西医术上，我亦未见其有何种特长也。可见中西医学，俱未至绝顶之地步，既难轩轾，遑论瑕瑜？私心惴惴，不能自已。尝以质之吾师汪浩然先生，先生颇为首肯，且出其新编《中西产科学》全稿授余，并加指示，不禁喜心颠倒，庄诵回环。观其所列中西证治法，如数家珍，详悉靡遗。其前后总结论，又若老吏之庾狱，不存偏袒，中医固不得专美于前，西医亦不得擅长于后。铜山洛钟，互资声应，大有合则双美，离则两伤之慨。开我茅塞，良足多矣。虽然汪师此书，既已刊行，岂惟余一人获益已尔？自今以往，举凡咿唔之学子，以及呻吟之产妇，其受惠之深，不尤较胜于余哉！民国九年冬日浙江兰溪受业徐治拜序。

总论曰：胎产之学，至为繁赜。故近世东西医学，以产科离妇科而独立，其学理深邃，其器械技术精良而奇巧，以是产妇之死于产者极鲜。吾国昔在元代，产科亦居十三科之一，妇科诸书，论胎产者实居其半，专论胎产者，则有《达生篇》，是古人未尝不知专门研究也。独怪今日中医家，研究产科者甚属寥寥，间有一二号称产科医者，又大都捃摭陈腐之说，以罔人而市利。至于接产，则皆委之于毫无学识之稳婆，产妇婴儿之受其害者，不知凡几，可慨也夫！兹编因限于函授之故，除西医接产手术，非空言所能了解者，不得不从省略外，各种胎前产后之疾病，其不适用通常之治法，而必加以特别处置者，均一一详论，仍援前此各科讲义之例，先西后中，以供学者考镜之资。至所论虽多浅近之说，然为合于初学程度起见，编订时斟酌弃取，煞费苦心，学者幸毋忽视也。

现存主要版本及馆藏地：

1925 年上海中西医院铅印本，广东省立中山图书馆。

《增订广达生编》三卷　1923 存

禹镇寰撰

曾廉序曰：太史公书有《扁鹊列传》，又有《龟策列传》，何龙门之神明于医卜也，亦可谓博而该矣，此史之所以必备三长欤。其后有长沙太守张公，著有《伤寒论》，医家皆祖之，或言其方多本自《伊尹汤液经》，经今不传，而其出自伊尹亦未足尽信。然长公有言，药虽进于医手，方多传于古人，若已经效于世间，不必皆从于已出，则又不第张公为然也。吾邑禹生镇寰，余弟子也，平日极言读书作人之道，而每见妇女胎产有不详慎，多致殒命，心有伤焉，乃增订《广达生篇》三卷，又附《救急杂方》一卷，以救斯世。其用心仁厚如此，而多采取新旧成方，亦苏氏经效之论也。昔白云弟子朱丹溪，善于医，为金元四家，余深惭白云，禹生其能为丹溪乎？妇科胎产亦医道之一端，王右军云：死生亦大矣，岂不痛哉！但能救死回生，则天地之大德在是矣。癸亥五月曾廉序。

现存主要版本及馆藏地：

1. 1923 年长沙同仁阁刻本，广西壮族自治区图书馆。

2. 1923 年北京天华馆铅印本，齐齐哈尔市图书馆。

《达生编》　1929 未见

附《福幼编》

释印光编

前言：世之为父母者，莫不爱惜子女，而不知所以爱惜之道。每有怀孕后，犹不能戒绝房事，致罹种种弊害，良堪悼叹。盖子在腹中，赖母经血保养，交姤一次，胎元便损一次。幸得生下，病患必多，痘疹必险，多难养成。父母于子女幼时，虽多方提防保全，那知在母腹中，早已受此伤惨，出世不得成人，是谁之过？岂不痛哉！《胎产要言》曰：凡妇人之怀孕，其胎动小产，难产血崩，气脱神昏，一切难疗之症，此皆由胎前犯房事所致。其有怀胎纵欲，幸未小产者，生子必性恶而淫，且不寿，胎毒最深。每见壮年夫妇，生子最易，而多不能成立者，大都由斯所致，无人道破，悲夫！

世人无不欲急于生子，抑知生子之道，真精会合，气清精浓，镕液成胎，故少欲之人，恒多子，且易育，气固而精凝也。多欲之人，恒少子，且易夭，气泄而精薄也。今人不能节欲，精气妄泄，邪火上升。邪火愈炽，真阳愈枯，安能成胎？即侥幸生子，亦不能育，或伤于痘，或伤于惊。痘者热毒，惊者热风。毒者，父母之真精不足；风者，父母之真气不固也。过此二关，稍通人道，便有火症虚损、怔忡、五痨七伤等症，皆由于邪火炽，而真阳虚，色欲逞，而元精竭也。

昔人有艰于子息，医者教以节欲静摄，勿劳心神，心静则精不摇，神完则气不走，每妻经净，乃一亲近，否则各榻，后妻果有娠，娠后即异榻，从此不复亲近。足月之后，果生男子，后来天花只三五粒，彼求子而广蓄婢妾，不知节欲，岂有当哉？

释印光自序曰：善治病者，治之于未病之先，则受益深而无所费。故云："致治于未乱，保邦于未危。"如是则无所谓病，何用治为？虽然，能如是者，其有几人？人生世间，唯生与死，最为重要。若不得其道，则其生之时，或致母子俱死。即令不死，亦或枉受种种痛苦，于万死中，幸得复生，诚可怜可悯也。亟斋居士，特手辑《达生编》，以发明世间产难，多由误认试痛为正生，以致生出种种横生倒产等险难，此临产之一大关系也。又云：保胎以绝欲为第一义。故保产心法，首戒交媾。文云：妇一有孕之后，切戒交媾。所以昔人有孕，即居另室，不与共寝，恐动欲念也。大抵三月以前犯之，则欲念起而子宫复开，多有漏下胎动诸患。三月以后犯之，则胞衣厚而难产。要知欲火伤胎，必致污浊凝积。且儿身白浊，痘毒，疮疾，医治难痊，俱因父母不慎也，此初受胎一大关系也。果能识得受胎与临产之关系，则凡有所生，自无堕胎，及难产等患。而所生儿女，咸皆姿质庞厚，性情温良。既少痘疹等毒，又复长寿康健。人果预知此义，则必致身心安乐，子孙贤善，丕振家声，有益社会。所谓治病于未病之先，即含“致治于未乱，保邦于未危”种种胜益。由是言之，此书之关系也大矣。维扬张善征，以母夫人刘氏逝世，己年尚幼，未能奉甘旨于生前。欲冀由母氏故，令一切为人母为人子者，咸得享受安乐长寿之利益。因发心排印此书四万册，以送一切有缘者。令彼咸知未病之治法，与当病之治法。庶不至或有临产痛苦之事，与子女不育之忧也。

又自古以来，慢惊风一症，十有九死，最为危险。而庄一夔先生所著之《福幼编》，依之以治，十有十生，诚幼科中最要之书。亦附于后，以期广传。因打四付纸型，以备后之欲作福利人者印刷焉。又产难之近因，前已言之。若论远因，多由宿世现生杀业所致。倘女子于幼时，常念南无阿弥陀佛，与南无观世音菩萨圣号，自可消除宿现杀业。杀业消，则临产自无作障令不生者，此亦治之于未病之先之一法也。其或未闻佛法，若至临产，苦不即生。当令产妇，并在旁料理之亲属，均以至诚心，念南无观世音菩萨。所有宿世怨家，障不令生者，一闻菩萨名号，以菩萨威德神力，当即远避，不敢作祟矣。有谓临产裸露不净，念菩萨名，或致亵渎得罪，此系以凡夫情见，妄测菩萨心行者。不知此系性命相关之时，不得以平常了无病苦时论。譬如儿女堕于水火，呼父母以求救援，父母闻之，当即往救。断不至因衣冠不整齐，身体不洁净，而不肯救援也。吾一弟子，数年前在四川，至一友人家，闻妇人叫得伤心，因问何故，曰：“妇生子已两日生不下，恐命不能保。”彼谓：“急令产妇念观世音圣号，汝于天井，焚香跪念，管保即生。”其人即与妇说，又复自念，未久儿生，妇犹不知。及闻儿哭，方知已生。妇言：“初欲生时，见一人以布兜其下体，故生不出。及念观世音圣号，见其布已脱，故生出尚不知，闻哭方知已生耳。”古人云：“死生亦大矣，可不悲哉？”净土法门，特为死时，及死后神超净土所设。此书，乃为将生，及生已种种保护而设。普愿仁人君子，展转流通，俾家备一编，同致力于培德节欲。则此书所说，悉无所用。而前人流通，与善征印施，及不慧提叙两种关系之意，方可了无遗憾矣。民国十八年己巳季秋古莘释印光撰。

《达生约言》 1930 存

著者佚名

现存主要版本及馆藏地：

1930 年铅印本，浙江图书馆。

《胎产病理学》 1930 存

王慎轩撰

赵瀛洲序曰：窃谓才必超乎所事之上，而专心于一事，则其事必成，学必博乎所业之外，而专心于一业，则其业必精。试观右军负不世之才，而专心于书法，故其书法独精，太白抱不世之学，而专心于诗词，故其诗词独胜。诚以才学为事业之母，必非无才无学者所能胜任者也。况夫医之一事，负司命之责，操生杀之权，尤必有胜人之才，超群之学而后专心于医事，专究于一科，庶足以出奇制胜，拯危起死，而为良医也。然而环观近世医家，良者甚少，推想其理，实由于世人之心，咸以医为小道，有才有学者，不愿专心于此耳。惟我友人王慎轩先生，有治世医国之才，而能专心于治病医人之术。有内外各科之学，而能专心于胎产妇科之方，宜乎治无不效，病无不起，远近妇女之蒙其救活之恩者，不知凡几。洵非偶负时医盛名者所可比拟也。然先生犹谓治病医人，仅足以救近方一世之人，必须著书立说，始足以救远方万世之人。其仁心济世之怀，尤非徒守秘方者所可同语也。故于治病之余，辄事著作，焚膏继晷，夜以继日。且其所著之书，皆从经验而来，一字一句，莫不切合于实用，已阅其书者，固已有口皆碑，无烦余之赘言矣。兹因先生昔日所著之《胎产病理学》初版售罄，已付再版。于此更足以知先生之著作，风行四海，群起争购，大有洛阳纸贵之势。推其所以得此者，岂非才超乎所事之上，学博乎所业之外哉！故于再版之日，乐为之序焉。古吴赵瀛洲谨序于沪上爱读庐。

张又良序曰：医理阐明一卷该，治人心得付公开。始知起死回生术，尽自覃思好学来。仁术尤长带下医，颐微颖悟由天资。蓝田有种珠生蚌，最是先生得意时。已饥已溺早存心，活马医龙造诣深。阶下惜无千尺地，不然杏树早成林。虚实温寒辨得真，凡经着手总成春。香岩已逝沧洲老，吴地名医有继人。慎轩夫子教政受业张又良拜题。

何嘉济跋曰：抱济世之心，苟无济人之术，则其心必穷。有济人之术，无济世之心，则其术亦晦。二者必须兼有也。昔先父尝谓济曰：人生于世，当以济世为怀，为汝名济者，盖有望于汝也。济自受命以来，夙夜忧戚，唯恐徒有斯心，而无斯术，负我先父之命也。夫学术之最足以济世者，厥惟医术。医术之最足以利人者，当推女科。盖妇女为国民之母，救一妇女，如救多数之国民也。故壹志于斯，六七年来，未敢稍懈。无如天赋愚鲁，进步殊难。又况古来女科医籍，极少善本。虽欲求精，亦无从也。昔年在知友曹君处得读夫子所著《胎产病理学》一书，觉其理明，其词达，阐发病机，精确莫伦，苟非医学渊源，经验宏富者，曷克臻此？私心窃响往之。遂驰书请愿，得列门墙，更蒙夫子诲人不倦，虽诊务冗繁，犹必夜以继日，循循导诱。愚鲁若济，亦能盈寸积尺。窃幸向之私心倾慕者，竟得亲获教益，向之夙夜忧戚者，亦得有慰于心。人非草木，谁敢忘之？兹值《胎产病理学》再版之候，谨缀数语，以志不谖。庚午孟春受业何嘉济谨跋。

现存主要版本及馆藏地：

1930年苏州国医书社铅印本，国家图书馆、上海中医药大学图书馆等。

《中国胎产学》 1933存

高思潜撰

现存主要版本及馆藏地：

1. 1933年上海大众医学社铅印本，上海中医药大学图书馆。

2. 绍兴医学社铅印本，上海中医药大学图书馆。

《高淑濂胎产方案》 1933存

附《保婴诀》四卷

高莲溪（淑濂）撰

韩玉田序曰：女科至胎产，重之尤重者也，《济阴纲目》备矣。素日无披阅之功，临时往往迷惘难得正案，即得矣，而数方或十数方，尤其精而难择之势。《女科》全集清晰矣，而症又略焉未备，如万方之针线，及各家之全集，无不备有妇科及胎产一门，大抵皆以此科为綦重。既关人之宗嗣，尤关人一家荣枯之要键。设因一产而伤中年之妇，再娶与不娶，俱有无穷之苦。吾友淑濂兄与玉髦年订交，同科游泮，当日虽有命算、堪舆、岐黄各学术，俱与文苑之暇涉猎领略之而已。不数年与玉谈及世运，每匝月游岱一次。登临之顷，恍然若别有会心，慨乎之言，曰："吾虽长汝数岁，何功名？念至今始淡耶。人生在世，大则名教，小则著述，吾愿与艺术之中，择一有裨于世，施之立效者。不敢云创，亦不敢云述，不过博采而约收之。取其不繁而备，略通古今之变，酌乎贫富之宜，编成此书。如能传之其人，斯此生不虚矣。吾弟幸为弁数言于首，不求粉饰，不求夸张，使略通文义者，开篇能晓，方不负济世活人之真性也。"玉应曰："唯唯。"随笔之，以俟付梓之期云，是为序。清光绪二十一年戊戌冬月，书于岱阳杞阴屋。清廪生如弟（梅村）韩玉田谨识。

葛延瑛序曰：活人之术，首推岐黄，承衣钵而起者，罔不本精力所到。实验所得者，著书成编，以教世，膏肓竖子无处藏身，非一日矣。然古来专精医术，不名一家，大都于人生感受阴阳寒暑疵疠之后，施以救济，以补天地大生之缺憾。至人生命源，各名家虽多所发明，欲求一屡试屡验之书，置之案头，仓猝之间，可以索骥者，盖亦鲜矣。淑濂高先生身列黉宫，淡怀名利，思择术以利人，遂潜心医术作岱下游。瑛与先生为旧好，时相过从，畅谈平生，知于医道三折肱者，所著《胎产》秘书正在编辑，拟脱稿示余，并附弁言以记其事。乃有志未逮，而先生已溘然逝，惜哉！哲嗣仲岱得先人之秘传，出而问世，名籍甚，家藏《胎产》秘书欲梓而行之。俾妇科之中得一灵光秘室，于一切受胎之先及既生以后，经过病状，皆有一定之方案，著手而即可成春，策保万全，生生无所苦，其造福为何如也！余于医道少所窥见，然苟利于人，则未尝不竭力玉成之，此书传先生之名，亦与之俱传矣。不朽盛业，讵不赖继起之有人哉，是为序。清庚子辛丑并科举人，葛延瑛鞠躬谨识，民国十二年申子春月。

扬茂周序曰：汶阳高淑濂，余之旧执交也。性倜傥，有大志，好读书，尤邃于古。少年习举子业，连不得志于有司，遂决然舍去，专精于医。本其渊博淹贯之学，聊尽利物济人之责，质疑辨难，著手成春，是以医名大振，而于妇科为尤著。居恒本坤道之原则，考女子之心理，益征以古书所未备，参以已见所独得，积数十年阅历经验，参互错综，以笔而出之，名曰《高淑濂胎产方案》。凡所以安胎前、保产后以及临盆保赤之方，无不至精且备，试可谓女界之慈航，医林之宝筏矣！书既成，藏之箧笥，功仅可以诏后昆，犹未敢以公诸世也。适海上医学社征集全国医案，其次子仲岱，携是书问序于余，余固喜先生之有后，更深幸先生之书之有是传焉，是为序。中华民国十四年夏历乙丑仲春之月，清己酉拔贡如弟（伯芑）扬茂周谨识。

李星坡序曰：子友高淑濂先生，绩学笃行士也。善诗古文辞，尤邃于医。前清末叶在城悬壶，一时盛名大噪。去今已二十年，犹令人称道不去口。先生交游遍知名士，独契予尤厚，酒后耳热，与纵谈天下事及古今治乱兴衰之由，论议迥迢流辈，辩难经史奥义，往往发前人所未发，即此可觇先生之抱负如何矣。先生长于吟咏而不以诗名于时，尝记其春夜游北郭，偶占得句云："雪侵春月冷，天压夜山低。"先生并未笔于纸，惟口以授予，予尝举以质诸当代名家，莫不击节叹赏。而先生则初不愿以词人自命，生平诗文并未存稿，知先生胸中自有千秋不朽之事业，非浅见者所能窥矣。民国癸丑，先生归道山越十余年，始由其哲嗣仲岱，袖先生所著《胎产方案》及《孝经笺注》谓序予，予不解医，弗审其所论当否，第就《胎产方案》捧读一过，觉其词旨浅显，似可与世传《达生编》并垂久远，为穷乡僻壤急切不易延医者所取。便予之序言，第叙先生之为人可耳，至书之内容，则非门外人所得妄赞一词矣。民国十五年岁次丙寅九月，弟子之李星坡拜撰。

联语：

龙见穆穆，燕居申申。

此联外试墨四页，即兰竹菊梅，四幅末附跋语如下。

淑濂仁兄大人，学深品正，心切济世。因科停不获登进，假岐黄以赞化功。于视听言动无轻忽，寓穆穆申申之意，实为今世模楷。特集商篮铭字为联，以志企慕深衷。并奉试墨四页，望祈哂政。（陆山）夏象吉，涂予岱宗第一峰前。

商篆联语记：庚戌之岁，先严馆于岱麓益寿号堂。是岁季冬，夏陆山仁叔以商篆联语墨画四页，持赠先严。阅而爱之，指予言曰："此汝夏仁叔之手泽也，当宝之。”岳对曰：“唯唯。”有倾，夏仁叔与先严谈《内经》，论司天在泉。及夏仁叔去，先严语于众曰：“岱麓医士能谈《灵》《素》者，陆山也。”次朝，夏仁叔复来，正遇先严笔削《胎产秘书》（改名《方案》），视之乃曰：“真后世之津梁也。”岳问联文，夏仁叔曰：“上联文曰‘龙见穆穆’，下联文曰‘燕居申申’，穆字上草下正，申字亦然。”岳唯曰：“小侄谨识之。”先严与夏仁叔，不数年相继辞世。昔韩愈云：“人既殁，其人文字益重。”今因《胎产方案》付梓，将联语弁其首，与之并传焉。民国二十三年岁在甲戌仲夏之月，次男综岳沐手谨志于岱麓倚岱山房。

李恩泰序曰：高淑濂先生乃汶阳之名医，岱下之宿儒也，与予相交有素。先生早年入泮，以世道关系，弃举子业而专精医术，非图藉取名利，实为济世活人。当悬壶泰城，四方求医者络绎于途，日不暇。及遇病则著手成春，名声大振，遐迩共闻。而于妇人科等症经验尤深，参照古今之医术，及念余年之阅历，著有《胎产方案》一书，久藏箧笥，未敢贡献于世者，盖有深意存焉。今哲嗣仲岱君欲梓行于世，非希显扬先生之仁术，实施拯救后人之慈航，请序于予。予不晓医道，何敢妄加评赞？惟忆前清宣统元年，予因奔走保矿会事，见嫉于敌，方暂避其锋，留学河南，在中州公学法政讲习肄业。曾接家报内子于九月二日生女，名清秀，天寒不慎，乏人照拂，致受寒气，小便不通至一昼夜，坐立不安，情势危险。幸家祖母闻悉，赶延先生疗治，以产房不便出入，口述病状，拟方后嘱速煎服，乃竟药到病除。是见医术之高妙，救济之捷敏，不避俚俗，直书事实，藉作叙言。中华民国二十三年岁次甲戌，荷月上浣。河南中州中学法政讲习科毕业，愚弟李恩泰拜撰。

赵春芳序曰：汶阳高淑濂、韩梅村两先生，余执友也。余因梅村而交淑濂，淑濂、梅村均长余，余故以兄事之。两先生于书无所不读，往史而外兼通卜筮、星相、堪舆、岐黄等书。攻科举业均屡困秋闱，乃慨然曰：“古人不为良相，即为良医。”乃决意以济世为怀，精研医理，所有抱疾而来者，无不应手奏效。先后悬壶岱下，医名大噪。梅村自民元以来，因内战连年，萁豆相煎，悲怜益深，乃更肆力于佛学。朝五台，持清素，老当益壮。兹不具论淑濂于民国癸丑弃世，计至今已越二十余年矣。其仲子仲岱能世其业，兼通西法，名益远震。以其先德所著《胎产方案》不日付梓行世，问序于余。余忝系通家旧好，其何敢以不文辞？惟余对医术一门向不求甚解，然据梅村所言，淑濂此书所载胎前三十四症，临产四症，产后四十七症以及难产救治调护诸方，确系经验所得。苟家家各备一册，无庸延医，临时按症服药用之，万勿一失。梅村诚悫人也，必不致阿其所好，而以人命为儿戏，以是知淑濂救世人心切矣。夫吾国人口号四万万，富庶之家延医用药不惜巨资；而贫寒之户，蛰居穷乡僻壤，四方探询，偶延一知半解之医生，奉若神明。投药一有不慎，胎儿夭殇，产妇丧命。产妇因产而授命者，十无一、二，因误投药饵而授命者，当必十有八九也。庸医杀人吁可畏已。此书一出，诚可为妇女之秘宝，救世之慈航也。仲岱且对余宣言曰："书成，拟定廉价，以广流传。"深体乃翁好生之心，淑濂可谓有子矣。昔于公治狱有阴德，高大驷马之门，余谓淑濂治医较于公治狱尤为普及，其门闾当必更为高大也，仲岱其勉之。民国二十三年，太岁在甲戌五月。第二届考取县知事，愚弟赵春芳（子芬）甫于岱下刚庐。

范炳辰序曰：予平生有两大惭事，一为卤莽灭裂，读书无所成就。试检所存旧稿，无一完成者，望而知为无恒之人。一为不克成已，即不能成人继志述事，后顾茫然。西人格言云："要看你的果子，定你的行为。"惭何如哉！今得吾友高淑濂氏遗著，读之见其方，谨完成到底不懈，而仲岱世兄尤能读父书，光大而发辉之，是此两惭。昔蕴之于小我者，今补偿于吾友矣。人我界限不必分明，何幸如之哉！倘吾中华民国同志，共怀此惭，因愧生奋，由小及大，吾知其所补偿者，当不在小也。因藉以语仲岱，且以识吾亡友。民国二十三年夏历甲戌六月，愚弟（明枢）范炳辰拜读。芬弟鉴：我这个稿子实在是拿不出门来，请你费心改正方明枢。

钟承阳序曰：自西医流入中国，而产科在西医学上几占一重要位置。我国在昔对生产等书亦皆著有专集，然或略而不详，又或详而不备，以致醉心西医者多谓产科，学理及其手术驾中医而上之。余旷览我国生产等书，既详且备，以个人心得成一家专集，未有如泰邑高淑濂先生所著《胎产方案》者也。余生也晚，未获一亲先生遗范。然自十七年夏，来泰执行律师业务，始得与先生之哲嗣仲岱，交以道德，把晤谈心之余，由仲岱出其先人所著《胎产方案》，内载胎前三十四症，临产四症，产后四十七症，以及难产救治调护诸方，捧读一过，确由个人经验所得，阐医学之心传，补前人所未备。人苟家置一编，不惟省延医之劳费，并可临时按症施药，有百效而无一失。仲岱继事述志在泰城，悬壶多年，声名洋溢，其亦家学渊源乎。士君子诵诗读书，怀才抱异，以民胞物与之怀，施济世活人之术。得志则为一国良相，不得志则为一乡之良医。良相良医相济为用，均可造福苍生，传施不朽。高先生淑濂身列胶庠，素怀大志，屡困棘围，一第未获，退而为岐黄妙术。凡遇疑难大症，无不着手成春。而胎前产后等症，尤可得心应手，卓著奇效，真所谓不得志于时之医国手也。先生物故今已二十余年，凡经先生施治之家，犹称道之。不置先生之德可以传，先生所著《胎产方案》一书尤可以传矣。现泰邑人士多知先生著有是书，均拟梓行于世，以广流传。而仲岱亦能体先人救世之苦心，竭力付诸剞劂，嘱序于余。余读先生之《方案》而赞之曰“是书也，妇女之秘宝，救世之慈航”，是为序。民国二十三年七月日，山东法政专门学科法律毕业，前泰安律师公会会长，济宁后学钟承阳谨序。

安容敬序曰：容之族兄，号淑濂，讳莲溪，清庠生也。愚尝与之讲学岱阳石上，言：“修己治人之功，道统不传之绪，多有契合。”愚喜有同志者。忆吾兄早知八股诗赋之不可为，而先去之以就医，斯诚见之明行之决，而勇于进退者也。斯时也，予亦久厌诗文，辞场不入，而就雅言四教之正，志愿足矣。呜呼！幸矣哉！吾兄弟得就有用之路，不埋没于诗书无用之中也，可为庆贺。后余多年东游，就正有道，每于海右济阳归岱宗，必造卢拜谒。一日遇兄，以医学名当时已久矣，则见夫车马盈门，求者满座，疾者愈，病者轻，人谓我兄为一方之福星，岂不信哉！兄精于医，而为妇科为尤精，于是著为《胎产方案》一书，兄子宗岳，藏之有年。一日将锓板，遂捧书请序于余，余拜读一过，知是书采择也备，论断也详。且会其义，不必泥其辞；用其说，不必名其人。期归于至当而已，诚为医家善册，救坤良方。书成呈之公家，录之《四库》，则嘉惠后世无穷矣。但请序一节，非余所长，余自幼厌作文，加以治经而益荒。然义不容辞，故不揣固陋，是为序。然吾闻李星坡公之：“为人子者，当学高仲岱，其于先严片纸只字，无一抛弃。”余谓：“此书外如家谱、年谱、文集，皆散者辑之，缺者补之，不惜重资，或誊真或板印，无不详详整装璜，使吾兄将败之故纸，灿然可观，其余可称者多，兹不尽述，至吾称仲岱亦云，星坡公云。无奈余于仲岱本家也，誉辞不应吾，然有曰有，无曰无，古之直道也，言之遵古道耳。”民国二十三年夏，岱宗西南城子寨，族愚小弟子大安容敬撰写于岱宗讲愚处。

范梦九序曰：淑濂先生，余契友也，余连年设帐于乡，恨不能习见。每逢清大比之年，公车北上，余与淑濂或先之，或后之。比到寓所，把酒论文，联床话诗，往往作彻夜之谈。不意屡困名场，淑濂遂弃儒就医，医术超妙，全活多多。不数年，而淑濂先归道山，其令哲嗣仲岱君，执弟子之礼甚谨与余，订为世交。且余家有病，皆经诊视，无不霍然，足征有家学也。甲戌夏，余适在仲岱医院，乃出其先人所纂《胎产方案》，余细阅一过，胎前三十四症，临产四症，产后四十七症，俱发前人所未发，方头不大，利济苍生；费钱不多，恩彼穷士，洵可当医国也。惜余老矣，不能发明其医道之高明，谨拈十四字以见赠：不信人间有活佛，那知妙手能回春。中华民国二十三年岁在甲戌孟秋之月，既望。清五品衔试用州同，庚戌岁贡生，民国参事员八十三岁，契友（子昌）范梦九谨识。

陶维经序曰：淑濂先生，余之文义友也。精医术，妇科尤长，每遇胎产诸症，著手成春。本其得心应手，屡试屡验之良方，逐章立案，详细解释，汇集成秩，命名曰《胎产方案》。计分四卷，其于胎、产、产后诸病方，罗列追尽，剖晰疑似，斟酌加减，师古而不泥古，从权而不离经，其立论、施方、治法诸要旨。若者为确当，若者为精良，若者补前人之不及，非门外人所能道其只字。余素不知医，何敢于是编稍加品题，第即先儒之。以人子初度之晨，即母命悬绝之日，寿诞不受贺之言，思之是人生最苦之境，为天下人所同历者此也。而是编于妇人之病，于胎病，于产病，于产后，无一不详立方案，揭明主要，俾阅者一目了然。先生之究心是书，仁术之怀以大矣哉，是为记。友弟陶维经未是草中华民国二十三年甲戌十一月日。

云湄氏序曰：淑濂先生系湄之旧友也，少年同应试，壮年同游泮，科第停后同习活人术，惟湄对诸方书涉猎最寡，不及淑濂先生采集众多也。湄窃查岐黄注《内经》，为原医家之体；伊尹造汤药，为医家之用；西汉仲景注《伤寒》《金匮》等书，为医家之体用兼备之圣传。但其书词句古奥，意理精深，令人研究数年，而不得一解。近有淑濂之哲嗣仲岱君，挟其父所注《胎产前后秘书》一种，嘱湄为文以记之。湄详细读阅，书中理深词浅显而易明。其有益于妇女之处，不惟能补仲景之缺，真能使后学，以为妇科之宝鉴矣。时在民国甲戌冬月，云湄氏记于积善堂窗下。

刘如祐序曰：西人论医术之难，每曰："能医十男子，不医一妇人。"岂非以妇科中胎产一门，头绪纷繁，比他科尤为艰深哉？余家世业医，掇芹后绝意进取，于前清光绪丁未，考入省垣中医专校，主教者为楚州杨砚农夫子、津门刘镜轩夫子等，皆一时医界知名士，于胎产俱特别注意。及卒业，即从军，走秦陇，荏苒逾二十载。至民国乙已春，因亲老东归，僦居岱麓，悬壶自活。藉与高君仲岱，时相过从，见其医术深邃，兼通西法，妇科尤擅盛名，窃意必有家藏秘笈，渊源有自继，乃出其先德淑濂翁所遗《胎产方案》一书，云："欲付梓以广流传。"余披读一周，其中审病之精，处方之妙，真令人不可思议！无怪其效捷浮鼓，名噪当时若此也。吾知此书一出，人皆以先睹为快。未病者知所预防；已病者可以自疗；居家者读之，如请医师顾问；业医者读之，可增治疗经验。一举而数善备，则高君显亲救世之苦心，为何如乎！余少承家学，牵于俗累，于先世所遗秘册未及付印行世，而高君竟先我而为之殆印，所谓先得我心之所同体耳，特志数语以抒敬仰云尔。甘肃任用县知事，乡后学刘如祐沐手敬识。中华民国二十三年冬月。

高淑濂先生小传：泰山下有隐君子曰："高淑濂以医学名于当世，一时士大夫，下至贩夫、走卒、妇人、孺子，罔不知有高先生者，医术之精，为晚近所未有。求罔弗应，应罔弗效，弗效延他医，终弗能治病者。"尝以先生之诊，视卜咎，盖百不失一焉！先生平居，恂恂如，无他长。酒后耳热，与纵横谈天下大事，抉摘利弊，动中肯綮，折中经史奥义，往往发前人所未发。又工文词，擅吟咏，零篇断什，传藉人口。先生初不以是存稿为身后名计也。先生世居邑南乡，西遥地方武家庄，为先贤高子羔之后裔，曾祖圣智，视永锋，父际檀，家世儒素。先生原名继昌，行六，字莲溪，以字行后改字淑濂，别号六愚。幼读书，志趣异常，儿稍壮，即拟抛弃呫哔贴括之学，专以济世利物为职，为诸生后，连上秋闱不第，即慨然发奋，以专攻医学为务。故于医理有专精独到之处。尤邃于妇科，专著

《胎产方案》辑要一书行世。馆泰安城最久，医名大噪，车马日盈于门。先生无贫贱富贵，遇之如一。生平淡于荣利，衣冠朴素，自奉俭约，束帛之仪，视若无足轻重。家足脑粥，无他营求，俨然古德君子也。生于清咸丰三年十一月二十七日辰时，殁于民国二年十一月初六戌时，年六十一岁。哲嗣宗岳，能世其学，现亦以医名于时，造诣所致，方兴未艾。先生配艾氏，生三子，长宗岚，三宗峻，俱业农，宗岳其次也。葬某，原另详志铭，兹不俱。民国十六年仲夏之月，清增生（訾垣）李星坡谨述。

李星坡曰："予与先生道义交也。殁后，其哲嗣宗岳（字仲岱），幼秉家学，能世其业，以通家谊。时相过从，予见其年华方盛，而谨愿过于乃父。言必信，行必果，耿介敦朴，学亦克绍前徽。常年馆谷所入，尽蓄之于泰山下，购地建祠一楹，祀其祖子羔子，而以先生之附祀焉。以其父生平颇相推重丐予，为作小传，以揭于壁。予若自忘其不能文，而率尔操觚者，感于仲岱之志，且显亲而遭时不偶，不能有所发奋凭藉，而又不能自已之苦衷耳。"

韩梅村曰："高淑濂者，予之契友也。清季同居泰郡，十有余年。凡予之友若云庵、建屏、洗陈、心如、仲果、子芬、云湄、伯岂、良驷等贤，无不相契至深。而仲岱又能敬成父志，使父执辈均能贴然，欣然与之处。岱麓先贤之祠，以集众贤赞襄之力，不克期而告成，益信天下无难事，在人之志何如耳？适仲岱以訾垣所述，淑濂兄之小传并跋，嘱书石以志不忘。虽久不染翰，乃不觉一挥而就，非仅不计工拙也，亦喜得此哲嗣，而情不自已也。"民国十六年岁在丁卯秋，立石于岱麓先贤高子祠。

淑濂子年谱：

清咸丰三年，岁在癸丑十一月二十七日丙辰时，淑濂子，生于山东省泰安县，汶阳区西遥地方，东武家庄人。姓高氏，讳莲溪，字淑濂。其先姜氏，炎帝之裔。至太公旺，佐周克殷，周有天下，武王以功封于齐，都营邱（今山东青州府），世称齐侯。传至文公，公讳赤，生二子，长子高子，次成，文公命高让成为世子，子高子即承命，让成为世子，后继侯位，曰齐成公，子高子隐而不仕，因名变姓，曰高氏。后十三世，曰高柴，字子羔，受业于孔子。又后二十七世，曰高允，字伯恭，号汶阳子（居汶阳之始，见《泰安县志》之与"地志"第四张）。又后三十世，曰高腾，字云衢。又后十世，曰高际檀，字树园，即子之父也（此篇见《高氏世宝》及《高氏族谱》）。

咸丰庚申，子年八岁。初为学，师大吴王清堂读《百家姓》，一日问于师曰："高姓始自何时?"堂曰："高，姜姓也。始自周季。"异日，清堂谓其友曰："小子知寻其源也。"

咸丰辛酉，子年九岁，能语《孝经》《大义》，逢人语之曰："能遵《孝经》之训者，可称君子，否则反是。"

同治甲子，子年十二岁，师黄石琴之门人，艾瑾先生。十三岁通《小学》，十五通《四书》。侍师登黄府，拜太老师寿一次。

同治戊辰，子年十六岁，师汶东滕村（庠生）翟相经。通诗书经，是年考幼童。

光绪乙亥，子年二十三，通《文经》，设塾训蒙。

光绪丙子，子年二十四，师申村赵漪轩（向子）讲学，文章始晓，又长于诗。

光绪丙戌，子年三十四，馆于汶岸卫驾庄王宅，是年入邑庠，题云"大匠不为拙，工改废绳墨"，文详见《文集》。

光绪丁亥，子年三十五，设塾岱阳驼洼庄孙宅。

光绪壬辰，子年四十岁，因亲老设塾己宅，以便事奉。是年来学者益众矣，子配艾夫人，事姑孝，太夫人病，卧床三年，夫妇不离侧。凡便溺，夫人以手取之，朝夕弗衰，见闻者皆以孝称无间言。是年，子因延医艰难乃读医书。

光绪戊戌，子年四十六岁，设馆故里。

光绪癸卯，子年五十一，设馆于邑南灌庄。

光绪甲辰，子年五十二，馆于安驾庄。

光绪乙巳，子年五十三，馆于孙家庙。

宣统己酉，子年五十七岁，就聘于泰安城内益寿堂，是年正月初三日，到馆月许，岱麓名士皆以"大医"称。

宣统辛亥，子年五十九，署衙街居，感子医治之德，议定悬匾颂扬，以告之于子，子坚辞之，曰："吾平生无他益于世，仅以医术而除人病，是吾应尽之职务，又何颂扬之足云?"乃止发起者。县帐房丁志扬知者益贤之，而问教请方之友益众。

中华民国壬子，子年六十岁，馆于本邑保合堂。

中华民国癸丑，子年六十一岁，馆于保和堂，是年夏历九月二十八日，子因病还里。仲岱馆于亭亭山右，是日，即召仲岱事之一旦命之，曰："汝在塾勤读医书，医亦济人之一也。"夏历十一月初四日，子病痊愈，家众称贺，子将一切事物嘱于仲岱，且曰："惟恐吾病愈而命终。"家众皆忧，子呼曰："人而有生，即有死，何忧之有？"夏历十一月初六日戌时，子乃寿终。

华居子之门有年，所知故深，今又访诸子之邻里、父老，及诸同学而仲岱等议，著是谱。

华又与诸同砚兄弟公议，吾师若以高子称，而稽诸春秋，经吾师之三世，祖高傒者，孔子已称高子矣，今也依孔氏子思不以孔子称，而曰子思子，遂以吾师称淑濂子云。子著有《孝经笺注》《高氏胎产医案辑要》《诗词锦著》，载之文集。

民国三年甲寅仲春，门人刘绪华访著。民国十三年甲子季春，如弟韩玉田、眷弟李珍廷，同参订。门人李承寅。

例言：

书内所载汤饮丸散，各方用人参者居多，服药之家，应分有力，稍有力，无力三等，若有力者，宜照方用之；稍有力者，减半用之；无力者，以党参代之。

书内所载胎前三十二症，临产四症，产后四十七症，以及难产救治调护诸法，均系经验，按症引方用之，万无一失。

书内所载妊娠、产妇病症，逐一分晰详明，但依法治之，不必延医诊脉。

书内所载催生开骨方，难产如圣散，产毕生化汤，各药当于受孕十月满足之先，预备数贴于家，以便临期取用，恐穷乡僻壤，以及更深夜静之际，有呼应不及之虞。著者识。

高氏《胎产方案》卷一（原名《秘书》）如弟韩玉田（梅村）、山东泰安高莲溪（淑濂）甫著、眷弟李珍廷（珠泉）同校。次男宗岳（仲岱）。

百源氏后序曰：且甚哉，治病之难莫难于治妇人之病矣！又莫难于治妇人胎前产后之病。同一伤寒也，若伤寒在胎前及伤寒在产后，不能执一方，以为治疗。古人有言曰："胎前以清热安胎为主；产后以补气养血为主；其所得之时疫，兼而治之。"况胎前有子悬、子烦、子痫、子肿、子气、子满、子淋、子鸣等症；产后有心痛、腰痛、腹痛、头痛、发热、大渴、泄泻、尿血等症；既有一定之病症，既有一定之方药。详细辨明，按症施治，庶为良工矣。源攻妇科约有三十余年矣，对于胎前产后各病苦无把握，时常临症以后，虽有案而无方，即有方焉而用药又恐不底确，倘鲁莽施治，则人命危在旦夕，可不惧哉。近读淑濂先生所著《胎产秘书》一种，论症详明，治法完备。其有俾于妇人之病者，良非浅显。源得藉此得，辟前日之梦寐，增后日之智识矣，是为序。时在甲戌仲冬，百源氏再序于积善堂。

李承寅曰：古来有明儒不明医者，断无明医不明儒者，何则？以医术本乎学术，要非执拗成性，不近人情者，所克何也。余师《胎产方案》全部分为四卷，胎前三十四症，临产四症，产后四十七症，以及难产救治调护诸法，均系经验心得，百治百效者。果能家家备此一部，按症用方，实度人之慈航，救世之活佛也。范文正公云："不为良相，即为良医，可为余师诵之。"民国二十三年岁在甲戌九月既望。清庠生受业李承寅（学海）甫，沐手谨识。

高宗岳曰：《胎产方案》一书，余先严为便大众也，而授之岳曰："天下之人众矣，不外劳心、劳力二种。医者乃救人而使之安，与为民上者之官，同有劳心之责。且较之居官权能自操，要视学力何如耳。今愿汝曹业农业读，务求实学，学优则或官或医，不致无业斯可耳。"光绪戊申夏，先严亲教以刈麦并耰获锄等事，岳为之。而炎热当午，不堪其苦，乃慨然曰："身如在丹炉之煅炼，其疲乏也，如将军战陈之回垒。"自此乃学为医，永不再事劳力矣。先严大悦，遂讲演而复习之。民国初以《胎产秘书》改名为《方案》，而示之曰："吾因事亲病延医难，而习其事《灵》《素》《难经》，各科咸备，临症细揣，百不一失。惟《胎产》一科，恨无专门，而《达生》与各书之胎产，又略而不备。予乃集古之论，与己之方，择其屡验者而编之。汝开诊后，经络脉理，遵《灵》《素》与嵩崖处方，依《金鉴》调方，依景岳妇科杂症，遵《纲目》至《胎产》一门，本此即可，有同好者抄录之，多多益善。惜义浅文拙，不堪付梓耳。且异日开诊，当有请即至，莫使作难，时时不忘安民主义，即劳心君子也，反是即非吾子。”岳即立应曰：“儿必尽心医科，力除众人痛苦，富贵非儿志也。”先严大悦，今因索者多，抄录难，岳铅印二百部，量力以济世人，以答先严之意，如有心于此者，广为流传，当再付印以继之，岳顿首。民国二十三年岁在甲戌冬十一月，次男宗岳在依岱山房沐手谨识。

韩玉田曰：仲岱此说，医以救人为急，仁也。而又时时不忘乃父孝也，本此心何事不成？况专心一致，能不成功耶？书已印出，效盖有极，可贺可喜。梅村识。民国二十三年，冬十一月。

现存主要版本及馆藏地：

1933、1934年大陆书社铅印本，北京中医药大学图书馆、济南市图书馆等。

《大生全书》 1933 存

杨静庵编

杨静庵自序曰：中国医籍，浩如烟海。自晋唐以来，多尚玄谈。五行阴阳，随书都有。欲求如《伤寒》《金匮》之以证状病型为前提，顺逆传经为正从，确不易觏。清人亟斋居士，搜辑古方，汇集成书，名曰《达生编》，以述胎前产后临盆诸法，明白畅晓，尽人可读。嗣后几经修辑增补，易名为《大生全书》，方更清晰，药多奇效，是固数千年吾国产科之结晶，为优生之良书也。壬申之冬，同事胡达聪先生，不以谫陋，委为修辑，并增入保赤、妇科诸门。静庵治医，未及堂奥，《内经》《伤寒》过半未能成就，安敢肩斯重任。惟以寂月居士博施济众之热忱集资刊行，天生大德，难违钧命，惟吾国医书，多导源于哲学，号称难读。况此杂纂，类编又多，芜糅之弊，原所不免。好在本书皆以见证为主，不尚医理，按图索骥，当开卷益世也。

胎前产后，本书言之綦详，而临产之六字真言，尤为《达生》全书点睛处。能遵其法而行之，无不瓜熟蒂落，绝无危险，若误信媪婆，危害必多。究胎生原理，本内分泌作用，成孕既由精卵两腺之结合，而初期娠妊更有呕吐、恶食、发热、脚肿诸证状，皆因冲妊脉应响于胃腺及盾状腺之故，盖生理妙用，自有铜山西崩，钟洛东应之象，亦最近西方无腺管内分泌之学说也。如按月服宫中十二味，则非特孕妇可免诸疾，且体质壮实，步履捷健。至于产后，元阳大伤，恶露难尽，致现血晕头眩诸恙，当以生化汤为要药，能与童便冲服为效尤速，更悉心体会“睡、忍痛、慢临盆”于临产之时，则胎生之能事毕矣。

小儿形体初具，脏腑未全，究其医理，殊非易易。医中以夏禹铸、庄在田二家之作，最为鞭辟入里，且不落时医窠臼，病理均从浅易，方药不背经旨，诚儿科之凤毛麟角也。今录于《保赤编》中，窃谓小儿初生，以痘为最险，然近世牛痘盛行，六月或八月后，即可施种，隔年或连年一行，均能终身免痘。故对于痘科诸说，均行删节，但仍附方药，以为万不能避免之天痘而检查焉。惟婴儿之先天梅毒、脑水肿等，本不治之症，能注意胎教，庶乎可免，故无辑入必要。次之为痧疹，此系风邪引动蕴毒，当以透发排毒为主，葛根荆防，为其要药，其甚者竟用麻桂青龙，世人不察，小儿初期发热，即服回春丸、金老鼠矢等，不知此中均含冰麝，芳香启脑，引邪深入，波及延髓，或即瘈疭抽搐，气急鼻扇，或竟角弓反张，息高坌涌，病至膏肓，虽有扁卢，亦当束手。吁！爱子之心，谁不如我，愿世人慎思敏辨之。且小儿脏腑薄弱，神经发育未全，每易引起如急惊之神经系诸疾，大都由饱食后，受惊恐跌扑，由胃神经应响大脑，致立现瘈疭诸险象，宜用蛇蝎僵蚕等虫类制剂之安脑丸（虫类能弛缓神经为近世医家所未明之理）以救急，然后用熟地、归身及阴分诸药以善其后，如此十中尚可活六七。若始而药误，即不治矣。至于慢惊之加味理中汤，为能入仲景堂奥之方，用得其当，有起死回生之妙，此多缘不禁口腹，始而寒中洞泄，继而壮热不退，两候之后，险状环生矣。庄在田《福幼编》辨之最详，能谨慎施治，当有奇效也。

妇科与儿科本久失传，晋唐以来，未见佳作。清人山左傅青主之《妇科》，尚差强人意。余则出入于四物汤中而已，其能与青主揖让者，舍《竹林妇科》莫属。虽作者无名，盖科举时代，思想束缚，不知自由创作，每假借机乩神鬼之事，播扬其著作，其志其心亦良苦也。兹亦增入，以备检阅。

少阳有寒热往来之似疟，阳明有热结旁流之下利，厥阴有寒热起落，少阴有蜷卧下利，长夏有非时之寒，秋冬有特殊之热，且疾病侵袭，决非单纯。故当体会七法（汗下吐温清和补）以对八证（寒热上下表里虚实）为之审慎诊治，徒检一二陈方，以用诸复杂之疟与利，当然功难掩过。第在夏末秋初，单纯疟利，蔓延扩张之时，偶检附录倪方而服之，或亦能见效也。今胡先生校勘既竣，促为之序，谨以臆见所及，略供赘言，以献野人之曝云尔。民国二十二年长夏兰陵杨静庵挥汗谨序。

印送《大生全书》缘起：语云：不孝有三，无后为大。古人以孝字奖励产子，无非欲使家族蔓延，即为发展民族之先导耳。我国人口，虽无精确之统计，概谓南方年增，而北方年减，平均还是衰落。其原因固为天灾兵燹，致死亡率超过于生产率，然而种子保胎之法，殆亦未之研究与。余于民国四年，应商务印书馆聘任，长常德分馆，公暇辄与湘中缙绅相往还。民国六年，承常友高晖庭大令惠赠《大生要旨》一书，余怀而读之，其种子、保胎、顺产之精义与方药，以为他书所罕觏。是时余仅得一女，后按《大生要旨》所述试之，至民国十二年以来，连举五子。此书传观于友朋，友朋亦屡验之，真如种瓜得瓜，种豆得豆，洵为《达生》之善本，于是发刊之心，一日九回。迨民国十五年始遂区区之愿，印成五六千本，广分僻地，以惠众黎。民国二十年，余自北平南归，不料胜月居士，已将余所残存是书八十余本分送殆尽，其一片婆心，利济余姚、慈溪两邑乡人多多矣。逾年秋，余由沪归，晤胜月居士，示以《达生编》及《竹林寺妇女胎产秘方》二书，遂议与《大生要旨》合刊一册，名曰《大生全书》，继续分送。旋承何五良先生、朱肖琴先生合助新闻纸三十令，暨严叔磐世侄慨助新闻纸二十令，约计可印五千本，装钉排印等工资，及书面纸约共需银五百余元，归余担任。正拟付印，适在沪晤乡友胡达聪先生，即与之商，承胡君介绍杨静庵先生担任修辑，以其究医有年，深知经旨。旋承杨君详细披阅，指示《达生编》与《大生要旨》内容大半相同，宜将《达生编》并入《大生要旨》，作为一编，并承杨君家藏《保赤要言》，愿与本书合刊，另作一编，则救济婴儿惊风之法亦备。又将《竹林寺妇女胎产秘方》，改称《妇科秘方》，亦作一编。全书分《大生要旨》《保赤要言》《妇科秘方》三编，并附录。此书刊送以后，读者能按法依方审慎治之，不但繁生健儿，母体亦保安全。若人手一编，普及全国，则于发展民族，岂曰小补也夫！是为序。民国二十二年八月寂月居士余姚毛希蒙谨识。

现存主要版本及馆藏地：

1933 年上海美华书馆铅印本，上海中医药大学图书馆、广东省立中山图书馆。

《产科入门》1934 存

陈景岐编

现存主要版本及馆藏地：

1. 1937 年上海中西医药书局铅印本，河南中医药大学图书馆、安徽医科大学图书馆。

2. 《中国医药入门丛书》本，国家图书馆、中国中医科学院图书馆、北京中医药大学图书馆等。

《高氏胎产秘书》二卷　1934 存

高莲溪（淑濂）撰

现存主要版本及馆藏地：

抄本（残），浙江中医药大学图书馆。

《四明宋氏家传产科全书秘本》四卷　1934 存

〔清〕宋博川撰 〔民国〕冯绍蘧增纂

凡例：

一、是书共分四卷，卷壹是《宋氏产证论》，卷二是《宋氏方目》，卷三是仆所著之《宋氏方评》，卷四是仆所著之《蓐劳》及产方附焉。

二、是书因辗转抄录，鲁鱼之讹甚多，如产证论之前后矛盾，分量之轻重不一，兹已一一订正。

三、医者每对于产后用方，聚讼纷纷，去取为难，斯仆所以特著《宋氏方评》一卷，明其究竟，使不为医者阅之，亦可按图索骥而处方。

四、蓐劳为产后难治之重症，此书忽而不言，不无遗珠之憾，斯仆所以增著《蓐劳》一篇，作一簣之助焉。

五、凡产后效方，宋著原书不见者，亦录入四卷中，作处方者之参考。

夏绍庭序曰： 四明宋氏以女科世其家，名闻大江南北。余心仪之，意其必有过人之处，足资法则者，久而无所获。不期冯君绍蘧持手纂《博川产科全书》，索序展览之，乃四明宋氏之心传也。吾夙求之而不获者也。其论理则中正不偏，其处方则清纯无敝，法古人而不拘于范围。盖深悟胎产一事，为天地造化、阴阳自然之道，顺其性则安，逆其性则危，故能遇变化而不眩于目，处反常而不昧于心，周旋以济，曲折以治。若影之随形，响之应声，葭灰之飞律，钟声之清霁，无或差忒，鲜不中窍，非有绝人之智，超人之识，胸藏万卷之书，身历世事之变，孰能如王赵之御，羿基之射，百试而一不失哉！而吾之夙意其必有过人之处者，至今日而始证实，宜乎腾誉四方，历数百载而勿衰也，因乐为之序云。民国二十二年仲春之月夏绍庭识于春晖草堂。

戴达夫序曰： 猗欤！吾历览中华医书，而知其广大精微，非环球各国所能及也。盖其医理深奥，必辨别阴阳，剖晰表里，穷天时之变，明地理之宜，审病情，察体质，立方调剂，以及针砭炙灼，罔弗当其用而集其成。所以惠济人群，历千古而不磨灭，民到于今，受其赐者，非偶然也。自欧风东渐，骛新逐末之士，视吾国固有之文化学术为陈腐，大有闻之逆耳、言之蹙眉者，比比皆是，而不谓医亦有，然詈中医为巫医，为游丐，为无科学，为不能治病，若尔人者，学无根柢，袭西医之皮毛，昧中医之神髓，固无足怪，亦无足责也。当此国学不讲，邪说横行，有心人戚焉忧之。冯子绍蘧，学贯中西，术精卢扁，尝相与论中西医之优劣，冯子曰：中医学理极深，研几辨症精，处方神，岂西医舍气化，徒讲形质者，所可同年而语哉！予曰：诺。次及四明宋氏，以女科世其家，名闻大江南北，其产科一书，久重于世，而世无传本，实遗憾焉。冯子近得之，加以编纂，阐明其病理，解述其方义，附之以学说，参之以经验，俾是书，纲举目张，条分缕晰，产科治疗灿焉大备。呜呼！国医存亡绝续之秋，得冯子殚精竭虑，融会贯通，复编辑而刊于世，则不独产科之宝筏，亦医生理学之先河也，是为序。民国念贰年仲春之月戴达夫序于上海市国医学会。

冯绍蘧序曰： 西医诋中医，谓不合科学。是语也，初闻之一若其言为不谬，但稍知中医学术者，闻之不禁哑然而笑。彼西医治病，往往悖乎自然，虽经治愈，然已失人身天赋之本能矣。于产科上见之，更觉显然。西式产医，其器械之精良，手术之敏捷，仆良深钦佩。然常有不明产前产后诸病为何物者矣，或迷于金钱，或贵乎光阴，未至瓜蒂熟落之时，早已贸贸然用手术而使之下焉。经西医用手术之产妇，下次生产，非用手术不可。从此则人类生产之本能日削，犬猫牛羊，未闻因难产而死者，即或有之，亦万中之一二也。号称产科博士者，无一人能知保孕之法。呜呼！吾为之惧。故中医治疾，处处以合于自然为主旨，彼自称合于科学者，不过道高一丈，魔高一丈而已耳。百年前，甬江宋氏博川，以产科名浙东，一时声名雀起，远近争视，厥后其子若孙，犹能克承其业勿衰，著有《产科全书》一部，至理名言，卓然独造。对于难产及产后各病，莫不条分缕述，靡然无遗，诚不可多得之本也。值此中西医争胜之秋，仆不敢自宝，兹将是书刊布于世，以给同道之借镜云尔。是书吾得之于业师蛰翁处，业师蛰翁得之于甬江范文甫先生处，然则是书能流行于世，未始非二先生搜集之功也。是书本载于中医杂志中，各方求出单行本之函，纷至沓来，故仆亟付诸中西书局刊行，以孚诸君子之雅意耳。民国廿二年慈溪冯绍蘧序于万竹山房。

现存主要版本及馆藏地：

1. 1934 年中西书局铅印本，国家图书馆、浙江图书馆等。
2. 1936 年上海大通图书社铅印本，长春中医药大学图书馆。

《生育良方》 1935 存

倪伯惠撰

现存主要版本及馆藏地：

1935 年倪伯惠石印本，泸州市图书馆。

《胎产科病问答》 1935 存

蔡陆仙撰

提要：胎产一科，自西医列作专科后，社会人士，渐知医院接生，实较向昔之稳婆，手术稳妥十倍，而国医胎产学，亦遂不遭人重视。然以手术论则固为西医所特长；而药物治疗，国医实有独具之效力，迥非西医西药所能几及；且习惯、调护以及胎前产后之变生诸病，尤非中医中药不能洞悉其深微，应付其不测也。况乎胎产为妇人所必不能免，则其应具之医药常识，尤人人所当知；然则是编，不特为产妇福音，殆只居家所必备欤！

现存主要版本及馆藏地：

1935、1936、1937年上海华东书局铅印本，山东省图书馆、重庆图书馆等。

《产科》 1935年存

陆清洁编辑，陆士谔校订

编辑大意：

一、本书所述，系产科部分之病，故曰《产科医药顾问》。

二、历来医书，言其病源，即不言病状；言其病状，即不言疗法；言其疗法，即不言调养。或但有病状疗法，而无病源，支离破裂，无有系统。本书一洗此弊。每一病俱分“病源”“病状”“变症”“疗法”“调养”五项，罗列清楚，使毫不知医者，一翻此书，即知病之所在，治法如何，变症如何，调养如何，明如燃犀，毫无错误。

三、本书内对于生理解剖，俱有明晰之图样。

四、中医之汤药，以治难产，成效卓著，可佐手术之不及。

五、催生针，不可滥打，犯之，致令子宫收缩力起异常的变化，而有子宫破裂的恐怖，或出血不止而死（大抵欲打催生针，必当见阵痛微弱，或骨盘狭窄，即“交骨不开”等症）。

六、凡一切难产异产，当未产时，一切补药，固可因症施用。若胎儿胞衣俱下后，一切补品，俱当暂时停止，不可乱服。犯之，每令恶血上攻，而成危候。

七、避孕诸法，本书内俱有明确之指示。

八、本书各方，方方有解，每一药味，都明其药性，属寒属热，属温属平；辨其味，是酸是甜，是苦是辛；明其用，入何经，走何络，治何病。使毫无医学知识之人，阅之都能了解，医者阅此，可更明白。

九、本书内所列方药，俱经诸名医试验，确实灵效，方得录入，故方方俱效，无药不灵也。

难产验方附录、难产异产诸验方，本书内已备载之矣。然复有一方极为灵验，摈弃至觉可惜，附录于此，以供参考。

难产神方（蔡松汀方）产久不下，连服此方四五帖（只服头煎，不用二煎，以力薄也）。必须多服，少则不效。

熟地一两　真成芪蜜炙一两　归身四钱　白茯神三钱　西党参四钱　净龟板醋炙四钱　川芎一钱　白芍药酒炒一钱　枸杞子四钱

方解　产以气血为主，气足则易于送胎出门，血足则易于滑胎落地，若忍痛久则伤气，而气不足，下水多则伤血而血不足，气血不足，产何能下？此方大补气血，于临产危急之时，无论产妇气质强弱，胞衣已破未破，急以此方连进四五帖，则痛可立减，而胎自顺下。或竟熟睡片时，产下如不觉者，或因试痛，误认产痛，服药后，竟不痛不产，帖然无恙者，盖此药补益气血，以还其本原，自安于无事矣。或疑产妇，先感外邪，补之则恐邪锢，不知痛甚且久，则腠理齐开，邪从表解矣。产水迸下，邪从下解矣。到此时候，有虚无实，一定之理，切勿迟疑也。试验已久，万无一失，惟既经产后，此药一滴不可入口，切勿误服。砚友沈子璞云：余家自购此方后，临产渐就危殆，连服此方三四帖，顿觉气充痛减，未几呱呱者下地矣。因信此方之神效，后逢临产必用，自此永无难产。产不能下，每有用催生丹，及一切下胎诸药，又有外用藏香，并一切香薰之物，强触催生者，此真生擒活剥，与蠢恶稳婆，妄用刀割钩摘无异。其当时之过，与日后之患，有不可胜言者，切戒切戒！

此为蔡松汀方，经余施布，因得转危为安者，已不可胜计。去年严君俊叔夫人，难产裂胞，二昼时，其象甚危，深夜求余，乃检此方与之，一服而呱呱即堕。今冬又复临产，为状如前，家人无措，幸连服是方五剂，乃妥产双男，闻今已第九胎矣（丁氏敬志）。

十、国医对于产科，向无专书，有之惟《达生》等陈腐之籍，对于生理解剖，错误良多。今一并不用，纯以国医验方为主，参入新说，以资引证。

现存主要版本及馆藏地：

《医药顾问大全》本，国家图书馆、首都图书馆、中国中医科学院图书馆等。

《孕妇须知》 1936 存

朱振声编

现存主要版本及馆藏地：

1949年上海国光书店铅印本，上海图书馆。

《胎产必读》 1937 存

黄阶平编

现存主要版本及馆藏地：

民国上海医学书局铅印本，陕西省图书馆。

《女科产宝百问》 1937 存

附《妇人胎前产后并妇人百病方药》

著者佚名

现存主要版本及馆藏地：

民国抄本，上海图书馆。

《保生产科学讲义》 1937 存

附《诊断学》《内科学》

保生产科学校编

现存主要版本及馆藏地：

民国铅印本，上海图书馆。

《保产无忧神方》 1937 存

益诚居士编

现存主要版本及馆藏地：

民国上海宏大善书局石印本，河南省图书馆、广东省立中山图书馆。

《胎产方选》［1937］存

著者佚名

现存主要版本及馆藏地：

抄本，云南省图书馆。

《胎产要书》［1937］存

著者佚名

现存主要版本及馆藏地：

抄本，陕西省中医药研究院图书馆。

《胎前产后调经丸》［1937］存

著者佚名

现存主要版本及馆藏地：

抄本，广东省立中山图书馆。

《保产集》［1937］存

著者佚名

前言：胎产一事，自《产宝》诸书以后，代有发明，其保胎临产乃产后调理之法，率皆精密，似无遗义，又何俟今人多言？但或专精方药而未及其所以然，或略一及之，未竟其旨。倘非究心有素，未易明而用之也。仓促之际，殊难得力，兹特汇集诸说，明简而稳当者，集为一帙，使平日可以预防，临时可以应急。从此天下后世，产母婴儿同登寿域也。

现存主要版本及馆藏地：

抄本，浙江省中医药研究院。

《越城钱氏秘传产科方书》［1937］存

附《痢疾吐血论》

著者佚名

现存主要版本及馆藏地：

抄本，浙江省中医药研究院。

《应用妇科胎产常识》 1938 存

慈济医社编

现存主要版本及馆藏地：

1938 年北京慈济医社铅印本，中国中医科学院图书馆。

《胎产秘方》 1940 存

妇科医社编

现存主要版本及馆藏地：

1940、1941 年上海春明书局铅印本，上海中医药大学图书馆、广东省立中山图书馆。

《易明济坤录》 1943 存

著者佚名

现存主要版本及馆藏地：

1943 年抄本，河南中医药大学图书馆。

《汉医产科学》1943 存

宋慎编

编辑大意：

一、本书列述每一病证，俱分“病源”“病状”“变症”“疗法”“调养”五项，罗列清楚，使毫不知医者，一翻此书，即知病之所在，治法如何，变症如何，调养如何，明如燃犀，毫无错误。

二、本书对于生理解剖，俱有明晰之详解。

三、避孕诸法，本书内俱有明确之指示。

四、本书各方，方方有解，每一药味，都明其药性，属寒属热，属温属平，辨其味，是酸是甜，是苦是辛，明其用，入何经，走何络，治何病，使毫无医学知识之人，阅之都能了解，医者阅此，更可明白。

五、本书内所列方药，俱经诸名医试验，确实灵效，始予录入，故方方俱效，无药不灵也。

六、国医对于产科，向无专书，有之惟《达生篇》等陈腐之籍，对于生理解剖，错误良多。今一律不用，□以国医验方为主，参入新说，以资引证。

现存主要版本及馆藏地：

1943 年长春益智书店铅印本，首都图书馆、首都医科大学图书馆等。

《妇婴保筏》 1943 存

钱躬盛编

现存主要版本及馆藏地：

1943 年上海道德书局铅印本，辽宁中医药大学图书馆。

《临产须知评正》 又名《胎产心法临产须知十四则评正》 1940 存

瞿绍衡撰

凡例：生生医院院长瞿绍衡评著

一、本书原拟取名“胎产心法临产须知十四则评正”，为便于记忆起见，简称“临产须知评正”。

二、依照原文先后，逐条评正。每条文字过长者，分作数段，每段先录原文，次述评正，以资参较。

三、凡原文一概顶格，评正均低一字，以便识别。

四、评正文中不述药名及手术方式，盖产科为一种专门学问，非有精深之研讨与丰富之经验者，不能胜其重任，一知半解，反有误人生命之嫌。

五、绍衡编述是书，志在启发新智，纠正迷误，初无排斥旧医之意，如有评论不合之处，尚祈海内同志，不吝指教，俾再订正而臻完善。

瞿绍衡自序曰：《胎产心法》一书，为逊清雍正年间上谷阎诚斋先生所著，对于一切胎产前后诸症，较《达生篇》尤为赅备，故国人奉为胎产门之金科玉律。然科学进步，日新月异，昔日之以为是者，今则或以为非；今日之以为是者，异日或亦以为非。科学如是，医为更甚。医学论据之是非，随科学研究之进步而变迁，研究愈精，真理愈出。方今东西各国，医书咸以愈新为愈贵，我国则不然，尊《金匮》之言为不可改，崇《肘后》之方为不可易，将错就错，以讹传讹，其贻害奚堪设想！《胎产心法》，不但医者引为宝典，即普通人家，亦多备为顾问。以为按症寻方，可供缓急之需，其于保产育婴之道，关系至为重大。绍衡夙有将全书内容逐条评正之心，奈终日碌碌，事与愿违。兹先就临产须知十四则，逐条评正，原文理论，尽有未可厚非之处，惟谬误之点，亦复层见叠出，第八则处置异产，以为涂抹盐油，选用稳婆，即可静卧待时，未免看事过易，误人太甚。绍衡自研究产科医学，积二十余年临床经验，接生之役，无虑数千，而遇横逆之产，施行手术，犹惴惴焉。惟恐陨越是惧，而谓千荆万棘，产母胎儿，存亡呼吸，稍纵即逝之时，仅仅委诸不学无术之稳婆，略施方术，即可安卧而产，决无是理。且妊娠下半期胎儿，即常倒悬胞中，而原文谓临产时胎儿方始转头，亦复不明胎儿生理。惟此书流传已久，几于家置一编，产妇临盆，视为圭臬，而内容纰缪若是，其于我国民生前途，危害滋甚。此绍衡所以亟先评正，以公诸世，而不能自已者也。中华民国廿九年十月十日上海生生医院院长瞿绍衡识。

现存主要版本及馆藏地：

1940 年铅印本，中国中医科学院图书馆。

《谢氏胎产备要》［1949］存

著者佚名

现存主要版本及馆藏地：

抄本，中华医学会上海分会图书馆。

《胎产摘要》［1949］存

郑崑山撰

现存主要版本及馆藏地：

抄本，山东中医药大学图书馆。

《产科秘方》［1949］存

著者佚名

现存主要版本及馆藏地：

曹炳章抄本，浙江省中医药研究院。

《万氏胎产秘传》［1949］存

万生永撰

现存主要版本及馆藏地：

抄本，浙江省中医药研究院。

《胎产指要》［1949］存

著者佚名

现存主要版本及馆藏地：

抄本，中国中医科学院图书馆。

《产家要诀》［1949］存

著者佚名

现存主要版本及馆藏地：

金梦石抄本，南京中医药大学图书馆。

《下胎衣法救小儿法救临产产后眩晕婴童护养法集抄》［1949］存

著者佚名

现存主要版本及馆藏地：

抄本，广东省立中山图书馆。

《产后方》［1949］存

著者佚名

现存主要版本及馆藏地：

抄本，天津医学高等专科学校图书馆。

《产后六十问产后十八论》二卷 ［1949］存

著者佚名

现存主要版本及馆藏地：

抄本，上海图书馆。

《才产集》［1949］存

著者佚名

现存主要版本及馆藏地：

抄本，中国中医科学院图书馆。

《女科司南》［1949］存

著者佚名

现存主要版本及馆藏地：

抄本，中国中医科学院图书馆。

《胎产辨证》［1949］存

邹代权纂

现存主要版本及馆藏地：

稿本，中国中医科学院图书馆。

《产科药方》［1949］存

著者佚名

现存主要版本及馆藏地：

抄本，黑龙江中医药大学图书馆。

《产妇科方》［1949］存

著者佚名

现存主要版本及馆藏地：

抄本，上海图书馆。

《胎产秘书》［1949］存

著者佚名

现存主要版本及馆藏地：

养心精舍抄本，中国中医科学院图书馆。

《急救应验难产仙方》［1949］存

著者佚名

现存主要版本及馆藏地：

抄本，中国科学院上海生命科学信息中心生命科学图书馆。

《妇女回生丹》 未见

著者佚名

姜洪良序：庚午夏，阅《儿科辑要》，附载《妇女回生丹》之来历，及证治甚详，不觉有动于中。因不及制药，蒙同德施医处，邮惠十丸。适有上汤村尹姓之室女，患经痼半年，卧床不兴，已濒危殆，其家人求问于余，随送两丸，嘱其照依汤引调服，果获诸病全愈，再进一丸，即增进饮食矣。洪良日击神效，得未曾有，遂发愿制送，但自制惟恐不精，仍汇款恳该处代办，计每料药价四十元，制丸四百粒。其主任以事关善举，亲为督制，殚竭心力，而药品精良，犹余事也。洪良喜不自胜，因思制丸施送，只能及于当地，而不能流传久远，兹特将此丹之用法效验，悉数提出单印，俾四方之仁人君子，或制丸施送贫病，或摘要抄贴通衢，以救天下之无数妇女，得保安全，斯则洪良之所馨香祷祝者也。是为序，时在中元庚午岁冬至日金坛姜洪良谨序。

现存主要版本及馆藏地：

北京天华馆印本。

附　皇汉医学产科

《产论》1765 存

〔日〕贺川子玄（玄悦）撰

提要：本书为贺川子玄所著，书凡四卷，一为孕育，二为占房，三为已娩，四为痛斥产椅与镇带之害弊，末附以治验四十八条，每卷之首，先列论文，次列治法，终则治术。例如孕育论中，备述受孕经候，孕后病态，脉诊腹诊之辨孕，说明胎儿之位置，产有顺逆，胞有孪胎，以及孕后应守禁忌，莫不详尽，其次治法，则取巢氏《病源候论》之关于产者，一一分立原因、证状、治疗，亦颇明晰，至于治术，即是手术，彼所谓临产救护，手术居其八，汤药居其二也，虽可补方剂之不远，惟施用时之种种姿势，颇有轻重缓急之分，故非熟练于此者，不能用也。

平安橘陶序曰：古医之道失传，庸陋之学日兴，渐毒流染，而无复兴论矣。伏惟本邦昇平酵化之所向，上自王公大人，下迨士庶人厚生寿安之欲胶固于心，乃侥幸之徒，务味世路，故作老态，吼愉补益，以钩人意，而意相投党，递驿以掩迹，分毁逞己之欲，盖为重糈也。是故生无辇外之闻，外无一书之遗，徒与蚊蚋同域，而浮过日月，已然而时乘顺运，身援机路，丰衣蚁食，晏然而甘，瞑于一世也。此风一兴，后游荡亡，赖之徒逐臭慕膻，髡形儒服，妄驰逐声利司命之大任，卒以为弃物之苑囿，不亦哀哉！有志之士，所以长大息也。我先君东洋先生，痛吾极之颓坏，排辟世医，以立古医道矣。余也少小与闻之尚矣，既而闻城南一贯街，贺川子玄翁者，善艰产之术，然其事奇险几乎陂难焉，亡几先君逝矣。余小子嬛嬛在疚，益恐斯道之荒废，因偏交有闻之士，寻绎撮要，以欲建纂修集成之业也。及此时，翁之名益显，遂介以得见。翁为人忠实，任气，初以针术为业。大见推用，会其邻家有横产者，众医束手，主人谋之翁，翁有奇构救之，于焉慨然谓大凡横逆产者，究非药石之所治矣。乃渊虑沈思，益推明其术，而其业大成矣。概其术从古所无，而其所识发，亦拓开由来之陋习，傲然睥睨古今，自以一家树立也，实可谓旷古一人哉！而有贫窭孤寡之疾病，即必匍匐就事，尚且为之施与，必救其急患，即虽贵富与载之招，有毫发不容于其心，则亢眉不肯顾焉。又见华言巧饰之徒，则焄燎以弄之，亦诟历以锄其趣操焉，以故人或称之为狂为痴，而能知之者，如子之慕慈母也。此盖与世医之攘攘务味世路，衒售虚技者异，而名声所以籍甚也。近者著其所持论及治法药方四卷，名曰《子玄子产论》，请序于余。余时应若狭侯之求，赴小滨诊理，旁午不遑笔研，虽然以余与友盟，加有启沃之谊，不可以辞焉。因姑记其梗概，表白其操行，与世医决绝而鸿业所以大成者，见此书者，攘弃自来之陋弊，荡涤流俗之垢秽，取之左右，以期要于功实之上，则古医道之崇，盖亦可以裨益云。旹明和乙酉秋八月东都医官平安橘陶书于若狭之客馆。

现存主要版本及藏书地：

《皇汉医学丛书》本，国家图书馆、首都图书馆等。

《产论翼》 1775 存

〔日〕贺川子启（玄迪）撰

提要：本书为贺川子玄之子启氏所著，以补《产论》之未备，而扩充其遗蕴，故名曰《翼》。书分上下两卷，以广胎产精义，上卷首列腹诊以探孕，较诸脉诊为准确，辨胎有特征可稽，整胎有手术可恃，临蓐用探宫之法，癃闭用导水之术，至若坐草、断脐、禁晕、抒倒诸类，或外施以手术，或内服以汤药，其次辨胎之生死，与保护婴儿之要诀，了若指掌，足补其阙。下卷罗列胎形三十二图，以示顺逆，复附验案二十八条，以资参考，精详无疑，颇堪适从也。惟《产论》已详之胎术与汤药，则不复赘于此矣。

柴邦彦序曰：事有创于圣没千岁之后，起于绝海万里之隅，而出于寻常度量之外，别设尺寸。奇伟谲怪，先王不道，古籍无载，而不可非者焉。盖事物之变，日新无穷，而所以待之者，亦何有定方？夫如是，而后天地之理无阙也，然是其人必其生禀阴阳之异气，倜傥诚慤，又必多历世变，致思专一，竭终身之知巧，而后可与于此也。而又辅翼而赞述之者得其人，而后可有立后世而不坠也，非浮浅、轻儇、靳名疢利之徒，所能庶几于朝夕也。苟能有于斯，则虽饮食器械之微，其于生养之方，岂曰小补而止哉！况医药，生灵夭寿所关，诚能有所发于古，而可传于后，则一砭半匕之术，生民之受贶，盖有不可量者焉。夫医，意也。人身其大许几，四肢百骸，彼之所有，即此之所具执柯以伐柯，其则不远。苟能用意精切，验己而推人，其有不得其道者哉！故夷蛮之人，目未尝知中国之书，而能自别设术立方，而多简径可喜，取效奇中者，岂非以精意专一而然乎？谓汉唐诸家之外，别无他道，则隘矣。贺川翁子玄，其人忠信专慤，其少，倜傥好奇节而任侠，既治方伎，穷精砭针按摩之术，一日以意救脱临人妇之蓐厄，忽然有所悟，因推而试之数人，皆如其意。积以岁月，益精确自信，乃立一家之言，著《产论》一篇，学无所师承，又不本古人，故其所持论，初闻若可惊，然皆所亲历而独得。故简径奇中，凡产蓐之病，其变无方，而皆不能选其尺寸，岂所谓禀异气而历事变，能用其意者耶？子启，本冈本氏之子也。翁见其修业精苦，举其术与产，不授其子而授子启。今以畴其学，而子启乃取翁之书所未备与已之新得者，作论并图翼之。而后翁之学无复余蕴，而可不坠于后云。余于方伎之书，一无所解，故二子之书，得失合否，固不得而知也。但以翁之为人，而信其言之不欺，以其术之有验，而知其方之不戾矣，而以子启能当翁之选，又能羽翼其书，而无惑于其为人与学矣。抑余又有所惧焉。谚曰：乌学鸬鹚，必死于水。惧轻儇之徒，视翁之举，悦其名而效之，一废古人成说，妄意肆臆，以祸生灵也，又惧其徒卤莽灭裂，不尽翁之学，而祸翁之道也。夫必忠信专慤，不劝沮于毁誉，不就避于利害，如翁而后翁可能也，必笃信勤苦如子启，而后翁之道可学也。其精微之术，书所不能尽者，学者何不及翁与子启之在，来而面受之哉。安永乙未孟夏柴邦彦撰。

凡例：

一、吾门之治妊娠也，救护之术，什居八九，此编亦惟专以明治术，焉要其术不一，一病一术者有之，或二术三术者有之，法随症以施，其揆一也，以备胎前产后之急患下此，则虽有诸症，亦易与耳。

二、《产论》方术，时有略举而未备者，盖识者闻一知什，而昧者瞠若焉，先生此举，本不过欲以扩充遗蕴，所以名编曰《翼》也。然而仆辈，窃谓比之延津剑合江浦珠双矣。故此编治术汤药，凡在彼者，此不复赘。

三、回生钩胞之二术，术意神奥，非其人不能用，又非笔墨所能尽，以故《产论》只举其目而已，虽然未识此术，何以得使当生者起焉。初先生之为此编也，本欲亦列二术之概略，既又以虽得其门而入者，犹且难入室，何矧私淑纸上之言，非唯无益，恐却害人遂止，有志之士，盍归来亲受而诲，以造其微焉。

四、产椅镇带之害孕，滔滔者天下皆是，吾门日夜所务辞辟也，而《产论》有说，殆韶美不复添蛇足。

五、胎之死生，攻补攸分，治产之一大准的，不可不讲，此编详明其候法及婴儿保护试乳浴法，和盘托出，无有靳秘，亦诲人不倦之一端也。

六、顺逆怀孕孪生横碍之诸状，《产论》及此编反覆已尽之，然尚恐昧者难达也。别图于编末，以备参考。

门人泉界茂庵佐佐井玄敬谨记

现存主要版本及藏书地：

《皇汉医学丛书》本，国家图书馆、首都图书馆等。

《产科发蒙》 1795 存

〔日〕片仓元周（鹤陵）撰

提要：鹤陵深甫先生，既好读书，又善治术，长文笔，精诸书，遐迩咸奉为师范也。本书为先生名著之一，博采古今言论，附以己所经验，发前人之秘，启后人之蒙，汇集成编，题曰《产科发蒙》，以补《产论》之未备也。盖先生初学于贺川氏，受《产论》而归，积二十余年之精考深思，得胎产治术之要领秘法，可谓善悟《产论》奥旨，阐发余蕴者矣。全书一帙，厘为六卷，首述妊娠之胎辨，与胎前诸病，次详临蓐之难易，与产后杂证，末举治例三十四案，与治形五十八图，并录验方，以资参考。全书正疑补阙，功足羽翼《产论》，而嘉惠后世，诚胎产之金科玉律。

程赤城序曰：治产外科成矣。其书为相山鹤陵先生深甫氏所著，盖博取古今善说，附以己治验，定为此编，以补产论不备云。先生初学贺川翁所，受《产论》而归，即诵读前后二十年，颇极精微，出而为人解难，乃生子呱呱而泣矣，百无一失，其名籍籍然起焉。今之言产者，皆折衷深甫氏也，予虽未睹《产论》，而今得视此书，则思过半矣。唐有孙真人，志在济世，尝列其方于华表石上，竖之鉴山之下溱沮合流路隃，便人览且抄也。今夫深甫氏之仁于民乎功岂在真人之下哉！荀卿有言曰“青出于蓝”。青于蓝信然矣。是为序。享和三年岁次癸亥中秋前五日题于崎阳客馆之环翠楼中吴超程赤城。

片仓元周序曰：妇人生产生生不绝者，天地自然之理。而非疾病则其不须药饵也固矣。然将养失常，胎教乖方，则孕中之诸证，临产之倒横。产后之众疾，变化百端，不可悉极，是以专科者，救护之术，治法之要，二者相须若车两轮，岂可不精练研究哉！若治法救护不得其法，则子母之命悬焉，实可畏也。夫陈自明《妇人大全良方》、昝殷《产宝方》、陈治道《保产万全书》、陈朝阶《奚囊便方》、汤居士《保产机要》、高宝《便产须知》、王化贞《产鉴》、何钟台《达生编》等诸书，皆是专门，而虽非方论不备，至于救护术，则仅仅无几，后人无所宗法焉。余得贺川氏之书，见其术之精详，而叹发前哲所未发，后游其门，愈信其术之有神验矣，乃服事其教二十余年，起死回生之效，不可胜纪也。其阅历之久，周之不敏亦有稍稍所发明，因收集既验者，以成编，题曰《产科发蒙》。虽然不过正其疑似而详其未详也，后之君子，幸以贺川氏书为纲，以此书为目，而施诸治法则益见贺川氏之功之不少矣。宽政乙卯岁陬月上元鹤陵居士片仓元周撰并书。

现存主要版本及藏书地：

《皇汉医学丛书》本，国家图书馆、首都图书馆等。

三、儿科卷

【儿科通论】

《儿科至宝》 ［1912］存

附《儿科秘籍》《痘疹精要录》

徐百川编

现存主要版本及馆藏地：

民国抄本，中国医学科学院图书馆。

《小儿脉诀》［1912］存

著者佚名

现存主要版本及馆藏地：

民国抄本，成都中医药大学图书馆。

《小儿诸科》［1912］存

著者佚名

现存主要版本及馆藏地：

民国抄本，上海中医药大学图书馆。

《小儿杂症便蒙》［1912］存

著者佚名

现存主要版本及馆藏地：

民国稿本，苏州大学医学院图书馆。

《幼儿集要》［1912］存

著者佚名

现存主要版本及馆藏地：

民国抄本，山东省图书馆。

《幼科总要》［1912］存

著者佚名

现存主要版本及馆藏地：

民国抄本，苏州大学医学院图书馆。

《幼科秘方》［1912］存

陆时雍撰

现存主要版本及馆藏地：

民国抄本，上海中医药大学图书馆。

《幼科秘旨》［1912］存

著者佚名

现存主要版本及馆藏地：

民国抄本，解放军医学图书馆。

《幼科秘录》［1912］存

著者佚名

现存主要版本及馆藏地：

民国抄本，上海中医药大学图书馆。

《幼科摘奇》［1912］存

著者佚名

现存主要版本及馆藏地：

民国抄本，广西中医学院图书馆。

《幼科传心录》［1912］存

傅衡由撰

现存主要版本及馆藏地：

民国抄本，陕西中医药大学图书馆。

《幼科证治传真》［1912］存

景佩玉撰

现存主要版本及馆藏地：

民国抄本，上海中医药大学图书馆。

《幼科铁镜录摘要》［1912］存

葛仲红撰

现存主要版本及馆藏地：

民国抄本，浙江省中医药研究院。

《幼科集要杂证治法》［1912］存

吴都昶撰

现存主要版本及馆藏地：

民国抄本，上海中医药大学图书馆。

《传灯集医书》［1912］存

著者佚名

现存主要版本及馆藏地：

民国抄本，上海中医药大学图书馆。

《保婴灯》二卷［1912］存

柳春台撰

现存主要版本及馆藏地：

淮安焦廷玉刻本，上海中医药大学图书馆。

《保婴集》［1912］存

著者佚名

现存主要版本及馆藏地：

民国抄本，上海中医药大学图书馆。

《幼科汇编》 1931 存

萧绍渠编

现存主要版本及馆藏地：

1915 年耕道堂刻本，中国中医科学院图书馆、湖南省图书馆。

《脐风悟源》 1915 存

王启魁撰

现存主要版本及馆藏地：

《医药丛书五十六种》本，中国中医科学院图书馆、上海中医药大学图书馆等。

《人之初》五卷 ［1916］存

附《推拿诸法》

著者佚名

现存主要版本及馆藏地：

唐成之抄本，中国中医科学院图书馆。

《小儿吐泻证治》 1917 存

刘鳞（疾鳌）编

现存主要版本及馆藏地：

《梅城刘氏编医书六种》本，中国中医科学院图书馆。

《小儿按年养育医治法》 1917 存

顾鸣盛编

前言：编儿科书视他科特难，太详则不易卒读，太略则一览无遗；过深则难于索解，过浅则弃若唾余。欲求一详略适当、深浅合宜之本，已戛戛称难。欲求其按年立论，若物之有本末，事之有终始者，益不可得。讵非有子女者，一憾事耶？无锡顾鸣盛有鉴于此，特编此书，博采群经，精心结撰，说养育既悉按年龄，论医治亦一依时代。全书分十一章：曰生后三日之小儿，曰生后四日至一个月之小儿，曰生后一个月至一岁之小儿，曰生后二岁之小儿，曰生后三岁之小儿，曰生后四岁至七岁之小儿，曰生后八岁至十二岁之小儿，曰生后十三岁至十六岁之小儿，曰小儿食物烹调法，曰小儿救急法，曰种痘术。末附小儿用西文药名表、小儿内服药用量表。牟尼一串，层次井然，诚破天荒之儿科书也。至其详略之适当，深浅之合宜，犹其余事。

绪言：赤子呱呱，诞生大地，微照以前，骨格未成，肌体未实，调护偶疏，病即随之。尝见某家，有二子一女。长子七岁，五岁时，曾患急惊多次，幸其父细加考察，知保姆每于薄暮，为儿讲述鬼怪故事，遂为该病之原。后严禁之，始渐告痊。女年四岁，一年前，罹极重之感冒，咳嗽频频，缠绵四阅月之久，虽幸调治得宜，而丰肌已锐减矣。溯寻其源，实因乃母溺爱过甚，时当初夏，尚衣以棉，更覆以帽，热极发汗之际，正野外受风之时，自翌日始，即患前症。幼子尚在襁褓中，是年夏间，忽患泄泻，来势颇恶，幸得良医，方起沉疴。推究其故，始悉二日前，邻家失火，家人惊惶失措，儿睡中惊醒，啼泣叫号，其母不得已，抱而哺以乳，俾止其泣，不意正受惊恐之母乳，即为酿成泄泻之儿疾。某家子女如此，他家何莫不然。饮食无节，教诲无方，虚弱夭殇，言之心痛。养育之法，可不讲欤？孺子患病，口即不能言，而脉又难持，甚或憎厌而拒诊，或惊惧而故啼，辨证维艰，调豢自费，失之毫厘，差以千里，故小儿方术，号称哑科。语曰：善养子者似治龙，不善养子者如舐犊。吾则曰：善幼科者似撞钟，不善幼科者如投石。呜呼！可不慎欤？吾国幼科，自来注重，如《育婴家秘》《医学正传》《婴童百问》诸书，所论类有见地，与欧美医说，若出一揆，固知中医之智，不在西医之下。惜药物富糟粕而乏菁华，处方多复杂而少简易。惟糟粕，故名医之功难著；惟复杂，故良药之效易晦。是在有志者研究而改良之耳，顾医治必先诊断。诊断儿病，其法有二：一诊其从前之症，一诊其现在之症。从前之症，谓之既往症。如麻疹、天花诸病，以前果否患生？父母强健与否，有无肺痨等遗传病？乃母孕时，身体若何？目前哺乳，关系若何？为生母欤？为乳母欤？为牛乳、羊乳欤？乳齿已否生长？已生长者，约在生后几月生？齿以后，情形奚如？凡此皆当一一询诸父母及其保姆。倘自行医治，亦须记取以前种种，即便引证，且免舛误。现在之症，又谓之现症，诊法有七：儿患重病，容貌必异，若者苦闷，若者沉郁，熟察慎思，乃能明辨，是曰望诊；儿生期月，脉来驶疾，有百二十或百四十至，儿生二岁，一百或百二十至，生三四岁，七十或九十至以上，但亦未可拘泥，如在哺乳或啼泣烦躁之时，脉数亦往往加多，若欲临床切脉，最妙须在儿熟睡之际，是曰检脉；儿即抱病，体温必变，如罹霍乱、假死、虚脱诸症，温度辄低，然亦未可概论，或虽患肺炎而体温如常，或只因细故而体发壮热，欲知儿之温度，在不足周岁者，以体温表插入直肠（须先略温表之插入一端，方入直肠）内测之为便，或自背部，将体温表插置腋窝，亦可，其最简捷之法，莫如掌贴前额胸腹四肢各部，试其肌热，是曰检温；儿头之最须留意者，为头盖之形状大小，及头盖骨缝囟门之状态，寻常小儿之头盖，每较成人为大，如成人面部占其一，头盖只占二□五，小儿面部占其一，头盖竟占其六，儿生期月，骨缝及小囟门，并皆接合，独大囟门不然，生后至六个月逐渐加大，既乃再渐减小，其接合必在一岁有三个月后，此诊查头部之法也；婴儿口中黏膜，以多血故，色尝暗红，口津尚少，故口尝干燥，舌带白苔，若欲检视口内，须将指抵下唇，孺子无知，误作乳头，辄即张口，乃速探指入内，抵舌而视察诸部，如或啼泣，检查益便，至齿牙生长之迟早，与其排列、形状、色泽等，又未可忽，因亦足为诊病之一助也，此诊查口内之法也；至于胸部，宜先视诊，次打诊，次听诊，次触诊，更辨咳嗽，验咯痰，试啼泣，此诊查胸部之法也；终及腹部，视诊、打诊、触诊亦如之，余则察吐物之形性，检泻物之色臭，他如脐部、肛门、阴部等处，亦当一一检查，此诊查腹部之法也。而其要诀，尤在仁慈肫恳，起父母之信心，怡色柔声，去婴孩之畏志，夫然后可从容诊察，详尽无遗，又岂可苟焉已也。

现存主要版本及馆藏地：

1917 年上海文明书局铅印本，广东省立中山图书馆。

《中西合纂幼科大全》十二卷　1917 存

顾鸣盛编

编辑缘起：医学操人民生死之大枋，得其道则生，不得其道则死，非可苟焉已也。仓扁以前，禁方每多不传之秘，宋元而后著述皆属补救之文，前清诸大家虽多所发明，然大率各自成家，或传而不精，或集而不一，甚者自相抵牾，转足惑人，此我国医学所以不绝如缕也。为举诸弊，以告学者。长沙仲景承周秦之后，著《伤寒》《金匮》创立方法格式，始有法有方，为医宗之正派，启万世之法程，洵医门圣书也。然使仲景当日，亦如后人之师古非今，罔敢立一言、创一法者，则后将何所崇仰乎？又设令后人悉若长沙，不拘拘师承，互阐发新理，我医学之进化，宁有涯涘！惜乎！述而不作，有因无革，千百年来，有如一日，其弊一。学医初步，仅《汤头歌诀》《脉诀》数种，其他不过浏览，近人所述，略一涉猎，其高深者，动以限于经济或囿于闻见，不知博览群经，贯澈源流，遂以为得是已足。医学不振，职是之由，其弊二。比年以来，西医之势力日渐膨胀，中医之信用日渐朘削。浅见者流，不知旁求远讨，为新旧医学过度之准备，但肆力抨击异己者，是自弃也。优胜劣败，天演公理，其弊三。往岁徇忧时者之请，萃中西古今医籍百数种，为纂辑各科专本，两易寒暑，始得蒇事，区其种类，曰《外科大全》，曰《妇科大全》，曰《幼科大全》，曰《内科大全》。悉以中为经，以西为纬。中说之非者去之；西说之是者采之。苟为师者，由是而教；为弟子者，由是而学。宁医学前途之幸，亦我国民前途之幸也。若夫考核之严，引证之确，尤不敢少有懈志。如日月之经天，并行不悖，跻苍黎于寿域，历久长新，此则区区之苦心也。当世君子，其教正之。他如推拿针灸整骨喉科眼科等集，当次第续出也。编者识。

凡例：

一、幼科专书，向乏善本。《准绳》持论非不详，而分门别类，一出以偏见，学者有检索维艰之憾。《金鉴》部别厘然，又语焉不详，未足为观览之资，是编分类，一依《金鉴》，而详备则远愈《准绳》，学者苟寝馈，是编于幼科一道，殆思过半矣。

二、文明之世，崇尚实学，唾弃神权。是编一以讲求实际为指归，凡稍涉怪诞，略近谬妄之词，辄删削之以符本旨。

三、中西医学，有可以贯通者，有万难融会者。是编所列西医学说，与吾中华旧有之理论，实有可互相印证，互相发明者。其万难融会者，宁援春秋谨严之例，概付阙如，用俟后之君子。

四、是编纂辑之始，因坊本鲁鱼帝虎，纰缪百出，未敢引用，特搜集私家藏本十余种，及殿板《图书集成》医部，以资参考。间有取材坊本者，必先悉心考证，务俾正确。医为司命，幼科尤甚，不得不慎重出之也。

五、西医书籍，翻译匪难，明显为难，是编所采西说，莫不以极浅易之笔，达极深邃之理，与其他单行译本美恶悬殊。

现存主要版本及馆藏地：

1918、1923、1925、1926、1928、1929、1931、1936 年上海大东书局铅印本，国家图书馆、首都图书馆、中国中医科学院图书馆、成都中医药大学图书馆等。

《儿科易知》 1918 存

中华书局编

现存主要版本及馆藏地：

1. 1919、1920、1922 年上海中华书局铅印本，内蒙古自治区图书馆、上海辞书出版社图书馆等。

2. 1929 年上海文明书局铅印本，甘肃省图书馆、上海图书馆等。

3. 《医学易知》本，中国中医科学院图书馆等。

《儿科诊断学》 1918 存

何廉臣（炳元、印岩）编

绪论：尝览大梁阎季忠序《小儿药证直诀》云：医之为艺诚难矣，而治小儿为尤难。自六岁以下，黄帝不详载其说，始有《颅囟经》，以占寿夭生死之候，则小儿之病，虽黄帝犹难之，其难一也。脉法虽曰七八至为和平，九十至为有病，然小儿脉微难见，医为持脉，又多惊啼而不得其审，其难二也。脉既难凭，必资外证，而其骨气未成，形声未正，悲啼喜笑，变态不常，其难三也。问而知之，医之工也，而小儿多未能言，言亦未足取信，其难四也。脏腑柔弱，易虚易实，易寒易热，又所用多犀珠龙麝，医苟不能明辨，何以已疾？其难五也。种种隐奥，其难固多，余尝致思于此，又目见庸医妄施方药，而杀之者十常四五，良可哀也。余谓治小儿固难，治乳子为最难。盖以治病之难，难在识症。识症之难，难在诊断。爰将历代儿科名家诊断法，一一以证明之。宋儿科大家钱仲阳，首重面上证候，其次目内证候，又次小儿脉法，此钱氏注意望切两端，色脉合参之诊断术也。明婴科名家薛良武，注意三部五诊。三部者，面上形色，虎口指纹，寸口一指之脉。五诊者，上按额前，下按太冲，并前三部，此薛氏亦注重色脉合参，较钱氏明备之诊断术也。清婴科名家夏禹铸，注重以望为主，问继之，闻则次，切则无凭，间亦摹看指纹，了无征验，此夏氏独重面色苗窍，不信指纹之诊断术也。清儿科专家张筱衫，注重觇神气、审形色、诊面、察眼、察耳、察唇口、察齿、察鼻准、验舌苔、诊指纹、察手足、听声、按胸腹、询溲便、候脉等十五种要法，此张氏临病辨证较前三家尤为详备之诊断术也。若西医小儿诊断法，分望诊、切脉、检温、头部诊法、口内诊法、胸部诊法、腹部诊法，及既往症诊法、现症诊法，此西医与中医大同小异之诊断术也。

合观中西诊法，诊断术之繁难如此，若畏其繁难而放弃之，则不能辨症，焉能治病？不能治病，焉能对症发药？故余不揣冒昧，于诊断术中西并参，敢以四十余年之经验，新纂而条分之。第一章，曰望诊纲要；第二章，曰问诊纲要；第三章，曰闻诊纲要；第四章，曰按诊纲要；第五章，曰检诊纲要；第六章，曰切脉纲要；第七章，曰总括六诊纲要；第八章，曰辨证纲要，约计三十五节。既分章节，更详条目。各著四言韵语，虽义尚简括，已足赅儿科诊断之要，使初学者便于诵习，易于记悟，此余新纂《儿科诊断学》之苦心也。汉张仲景《金匮要略》曰：上工望而知之，中工问而知之，下工切脉而知之。褚彦道《遗书》曰：博涉知病，多诊识脉，屡用达药。气生氏《医则》曰：诊断为治疗之始，又为治疗之终。横司乌氏曰：善诊断者善治病。明太祖谕徐达曰：更涉世故则智明，久历患难则虑周。吾侪临症诊断时最为然，有志研究儿科学者，尚期三复斯言。

现存主要版本及馆藏地：

1918、1925、1930、1932、1933、1936 年上海大东书局铅印本，中国

中医科学院图书馆、北京中医药大学图书馆、成都中医药大学图书馆等。

《叶天士幼科医案》 1920 存

〔清〕叶桂（天士、香岩、南阳先生）撰 〔民国〕陆士谔（守先）编

陆士谔序曰：叶香岩先生，幼科专家也，而其名反为大方所掩。世之攻幼科者，鲜有读其书，是何异为方圆而不由规矩，为曲直而不从准绳。吴江徐洄溪，素好讥评，而独于先生之幼科，崇拜几至于极，一则称之曰名家，再则曰不仅名家而且大家，敬佩之情溢于言表。今观其方案，圆机活泼，细腻清灵，夫岂死执发表攻里之板法者，所得同年而语耶？《冷庐医话》载先生始为幼科，虚心求学，身历十七师而学始大进，则知兰灵秘术，其来固有自也。民国八年十月后学珠街阁陆士谔谨序于松江医寓。

现存主要版本及馆藏地：

1920、1921、1923、1924、1933 年世界书局石印本，中国中医科学院图书馆、成都中医药大学图书馆等。

《育麟全书》 1921 存

惟一子撰

现存主要版本及馆藏地：

1921 年铅印本，锦州市图书馆等。

《小儿药证直诀笺正》 1923 存

附《阎氏董氏方论笺正》

〔宋〕钱乙（仲阳）原撰 〔民国〕张寿颐（山雷）笺正

现存主要版本及馆藏地：

1. 1930 年浙江兰溪中医专门学校铅印本，解放军医学图书馆、吉林省图书馆等。

2. 1931 年上海千顷堂书局石印本，上海中医药大学图书馆。

《钱氏儿科案疏》 1923 存

〔宋〕钱乙（仲阳）撰 〔民国〕张寿颐（山雷）疏

何筱廉序曰： 自北宋钱仲阳著《小儿药证直诀》，而儿科始有专书。末记尝所治病二十三证，而儿科始有验案，每案皆各有要论，阐明审证用药之所以然，较之各家医案，但泛言某病用某药愈者，极有发明，足资开悟。虽于小儿之方案，尚未完备，而于小儿之大症，如发搐惊病、痘疮疲积、吐泻虫痛及新久咳嗽等症，亦已应有尽有矣。闫氏季忠赞其治小儿，赅括古今，又多自得，著名于时，其法简易精审，如指诸掌者，洵不诬焉，尤足令予赞叹不已。一读一击节者，则张君寿颐案后之义疏也，将各案一一剖晰，于疑似者鉴别之，于传讹者抉摘之，于精确者赞成之。大旨主于发挥医理，而不肯曲为古人辩护，可谓仲阳之诤友，亦可谓仲阳之功臣矣。似此《儿科案疏》，俾后学手此一编，以参幼科学之上乘，禅由斯道得门而入，循序渐进，将来升钱氏之堂，入钱氏之室，以昌明钱氏之薪传，未始非此书发轫之始基也。所可惜者，闫氏采摭未广，若慢脾，若麻疹，若诸疳，均付缺如，未免美中不足，令阅者顿生遗憾。筱廉不揣冒昧，特选前哲验案二十数则，以补其阙，各加参证，以阐其幽，分作上下两编。上编曰《证治验案》，下编曰《案中方钞》，庶于儿科案大致楚楚，一览了然。想明达如张君，谅亦鉴此微意，首肯而药从也乎。时民国丙寅季春何光华筱廉识于申江之寄庐。

曹炳章跋曰： 昔孙思邈著《千金方》，首列小儿，次列壮老诸病方，此亦崇本之义。假如奇花嘉木，在萌芽时期，若不培其根苗，去其害虫，鲜有不夭折者。即幸而长成，其花实亦必不茂。由是可知吾人在襁褓时期，气质薄弱，胃肠柔脆，有病又不能陈说，故医家曰为哑科。敏哲如黄帝，自六岁以下，且不载其病理。厥后虽有《颅囟经》以占寿夭，其证治疗法，犹未详备。若论脉法，虽曰八至为和平，十至为有病，然小儿脉微难见，医与持脉，必致惊啼，一经啼哭，脉管血行紊乱，亦不得真脉。脉既难凭，必资外证，而其骨气未成，形声不正，悲啼喜笑，变态不常。若论问而知之，而小儿多口不能言，即能言亦不能取信。若论用药，小儿脏腑柔弱，易虚易实，易寒易热，即或对症不误，而过重过轻之弊，亦难收效。虽然，种种隐奥其难固多，习是科者苟能平时审其经络部位，临证察色听声，讲求诊断，然后能洞悉病情，对证发药，亦不致偾事耳。吾友何君廉臣，学识渊博，经验宏富。有见于斯，又目睹庸工妄施方药，而杀之者十常四五，良可哀也。继考儿科方书，通行者虽汗牛充栋，求其要妙，岂易得哉？爰为搜集前哲名著，参以积久经验，编述《儿科诊断学》，付诸石印以问世。其他病理学，治疗学，亦继续编辑，次第印行。复命其哲嗣筱廉世兄，摘录北宋钱仲阳著《药证直诀》中之治验案二十三则。其有大症未备处，再增录喻嘉言、江瓘、万密斋、缪仲醇、叶天士、吕吴等各名家疑难验案二十二则，名曰《钱氏儿科案疏》，分为两编，上编即儿科案疏，下编即案内所用验方。每案后有张君寿颐之义疏，以发明致病之原因，愈病之理由，一一剖晰陈之。疏后复有筱廉兄之参证，以补阐张氏之义有未尽，理有隐晦之幽微，庶几后之学者，得是编如暗室之有灯，迷津之有筏。使幼者免夭札之苦，老者无哭子之悲。余谓张何二公不独为钱氏之功臣，实可为赤子之慈母也乎。时中华民国十四年十月一日四明曹赤电炳章撰于绍兴和济药局。

毛凤冈跋曰：儿科之有专书，始自《颅囟经》，厥后传人，当以仲阳钱乙为首屈一指。考《宋史·方技传》，称钱乙始以颅囟方著名，召至京师，视王公诸女疾，授翰林医学。钱乙幼科，冠绝一代，而其源实出于颅囟云云。又观刘跂所撰《钱乙传》，称乙享年八十有二，所著书，有《伤寒指微》五卷，《婴孺论》百篇。然此二书，世无传本，想已久佚矣。惜哉！今可见者，仅《钱氏小儿药证直诀》一书耳，顾其书为闫季忠掇拾而成，非仲阳所手编。且季忠虽与乙同时，而入仕大梁，于医学一道，既未深究，于钱氏之教，又未亲炙。其叙例中称编述此书，多得之传闻，故有杂错邪伪，不可究诘之处。然赖以传仲阳之学于一线者，未始非此书之功也。书凡三卷，上卷为脉证治法，中卷记医案，下卷则所定方也。综观其所称述，始终未尝及《颅囟》之一方一法，此则不能令人无疑于始以《颅囟方》著之言也。然季忠生与同时，书中所述，尤非后人之道听途说，以成书者可比拟，其说当然有多少之可信。或宋时重考据，《颅囟》为儿科鼻祖，故仲阳举之以使人不疑其学无所本。或始虽以《颅囟》著名，后其学自臻神化，故不落《颅囟》之窠臼。史称乙为方博达，不名一师，于书无不窥，他人靳靳守古，乙独度越纵舍，卒与法合，其明证也。是书传本亦鲜，池阳周澂之，曾据仿宋本刊之于医学丛书中，嘉定张寿颐先生，邃学精医，著作等身。主两溪中医专校讲席，因取周本逐条为之疏辨，于其说之讹夺者驳斥之，疑似者明辨之，错乱者厘正之，不足者补充之，语必有来历，事必有左证，彰善阐恶，不稍假借。举时下之所谓注疏家，好标新领异，或曲为前人辨护之陋习，一扫而空之。使仲阳而有知，当亦欢喜赞叹，而引以为直谅之友也。会吾师廉臣夫子，方新纂《儿科诊断学》，不遑他及，乃将张先生所疏本，先刊其医案二十三则，嘱世兄筱廉为之参以附焉。夫案者法也，以前人之大经大法，足为后人所效法者也。于以明业儿科者，必先由此书入手，犹登高者之必崇泰华也。后因其门类未备，复选明清诸大家，如喻西昌、万密斋、叶香岩等二十数案，以实其类。书中各案，虽非尽出于钱氏，而之数人者，皆仲阳之流亚而瓣香之者也，即谓之仲阳医案，又乌乎其不可？书成付之大东书局主人，刊而广其传，使钱氏之学，数百年来淹没而不彰者，一旦发挥而光大之，不特为婴儿之福星，亦钱氏中兴之功臣也。语云：莫为之先，虽美勿彰；莫为之后，虽盛勿传。前圣后贤，相得益彰，诚盛事也。凤冈初习医学，心折名著，用赘数语，以志钦佩，亦或附骥名彰之意耳。若谓侧之叙跋之列，则吾岂敢？时岁次乙丑中秋前三日，昆陵后学毛凤冈晓梧谨志。

现存主要版本及馆藏地：

1926、1930、1931、1932、1940 年上海大东书局铅印本，中国中医科学院图书馆、成都中医药大学图书馆等。

《幼科秘诀》 又名《陈氏幼科秘诀》 1923 存

苏州陈氏撰

《三三医书提要》：苏州世医陈氏《幼科秘诀》一卷。吾国各科医家凡以世医名者，无不怀口口相传之秘，偶有所得，未肯示人，致医书湮没、医法失传，甚至自己子孙有恃无恐，亦不他求参考，寝至徒读父书，草菅人命，犹曰吾家世医，别犹薪传，欺人自欺，罪不可逭。裘君吉生昔以重价购得，爰即付刊，欲化世医为国医，将传秘方为公方。想陈氏见之，固属无可如何，而其他读者，必多表同情也。

现存主要版本及馆藏地：

1. 1930、1934 年上海中医书局铅印本，北京中医药大学图书馆等。

2. 1940 年国医砥柱总社铅印本，首都图书馆、北京中医药大学图书馆、四川省图书馆等。

3.《三三医书》本，中国中医科学院图书馆等。

编者按：《幼科秘诀》，又名《陈氏幼科秘诀》，为苏州世医陈氏家传医书。关于《幼科秘诀》此书，《中国中医古籍总目》有三条著录信息："《陈氏幼科秘诀》，陈氏传""《幼科秘诀》，陈惠丰撰""《幼科秘诀》，杨医亚、陈述先合编"，《总目》认为这是由不同作者分别完成的三本不同的书，实际情况并非如此。由杭州三三医社出版的《三三医书》第一集第二十六种名为《陈氏幼科秘诀》，内有提要云此书为苏州陈氏家传秘方，并载"著者佚名"。而后，上海中医书局将此书更名为《幼科秘诀》进行出版，是由陈氏著、陈惠丰校订，《中国中医古籍总目》将校订者陈惠丰误认是作者。北平国医砥柱总社于1940年在《中国医学海涵》第十集中将此书再次出版。经核对版权信息，杨医亚、陈述先合编《中国医学海涵》第十集"儿科类甲 儿科丛刊"的《幼科秘诀》中，版权页著录有"原著者：苏州陈氏，校刊者：龙江陈述先"。据此，《中国中医古籍总目》所著录的"《幼科秘诀》，杨医亚、陈述先合编"条，应著录为"《幼科秘诀》，苏州陈氏著，龙江陈述先校刊"。经笔者核实原书，先后出版的《陈氏幼科秘诀》《幼科秘诀》虽然经历了不同人的校对，但在内容上完全一致，故实为同一本书的再版。《中国中医古籍总目》著录时疏忽了对出版信息以及书籍内容的核对，将此书的三个版本著录成三条书籍信息，易造成误解。

《幼科学讲义》三卷 ［1923］存

张寿颐（山雷）编

现存主要版本及馆藏地：

民国兰溪中医专门学校铅印本，浙江中医药大学图书馆。

《小儿科》 1924 存

著者佚名

现存主要版本及馆藏地：

1924年上海土山湾印书馆铅印本，中国中医科学院图书馆等。

《保赤新书》八卷　1924存

恽铁樵（树珏）撰

章太炎序曰：视疾恒易于成人而艰于赤子，《汉志》有《婴儿方》十九卷，唐人称巫方《颅囟经》为儿科宗，自古有专书，惜其不传也。世所行者，以钱乙《小儿药证真诀》为备，其方多谲奇。医师尊其名而勿敢用，有其书与无之等。然则所以扶护幼孤者，将何赖焉。阳湖恽铁樵，少以疾为粗工所困，发奋求岐伯仲景之书，研精覃思，若将终身，垂老作《伤寒研究》，发意超卓。又剀切当病状，为能得汉师微旨，其说《素问》亦往往有至言，今者复以余绪为《保赤新书》，始成《胎教》《麻疹》两篇，语特浅露，意不欲以训医工，将使家人妇子见而知之也。夫赤子之疾，自变蒸囟不合外，亦多与成人无异。今学者率不读《伤寒论》，以家技为儿医，其术又不本钱氏，欲以起疾，难矣。铁樵于医术，既探其原，此书虽平易，亦往往与古义会。其所发明，盖有出于《婴儿方》之外者矣。夫伤寒热病，以亡津液为难治，是以二陈神术诸剂，今已有知其非者，然不悟妄用甘润，适以厚其肠胃，而留热以不泄，无救于津液，又增其病，于是则为之戒石斛。发汗过多，则神衰而心惕，以有振颤擗地之候，是故大青龙诸法，古人已慎之也。然妄用兴奋，则使督脉直上下行，其变至于瘈疭，于是则为之戒香药。此二妄者，盖近起于明清末师，故经方无宿戒。喻嘉言、陆九芝始窥其弊，而铁樵以其所遇，独为危言。若是者虽治成人之医，犹当持以为矩，岂独儿医之所务耶。余窥涉经方，顾不能数为人治病。今见铁樵之书，以为道在是，故喜而序其端。中华民国十三年七月余杭章炳麟。

陶瑗恕序曰：人无贫富老幼，不能无病，即不能不求医，故医道乃与人生相终始。近年西医盛行，其术不同，病名亦异。而天理阴阳、五行运化之理，初无二致。参考而折衷之，立言贡于社会，指示途径，此仁人之用心，然非浅学者所能率为之也。恽子铁樵渊源家学，博涉群籍，中年专精医理，以之济世，求者踵接。予家老幼男女，疾则延铁樵治，治辄应手愈。盖其医理之精，半得力于典籍，半得力于实验，而其论病则超乎象外，得其环中，犹之太史公文章，得力于游历名山大川神奇之境，悉奔赴腕下也。近复参证中西异同，旁征物象，道尤精邃。所著《函授中医学校讲义》，如《保赤新书》《生理新语》《温病明理》《脉学发微》四种，皆朴实说理，不涉浮夸，用浅显之言，达精妙之旨，虽妇竖颛愚，读之易晓。阐扬医学，厥功甚伟，爰怂恿汇刊成书，以公诸世，愿养生慎疾者，家置一编，资为借镜，遇有疾病，察其症结，自有主宰，迷惘失路之讥，庶几免夫。戊辰孟夏武进陶瑗恕斋甫序。

现存主要版本及馆藏地：

1. 1924、1926、1928、1930、1936、1941 年武进恽氏铅印本，首都图书馆、中国中医科学院图书馆、成都中医药大学图书馆等。

2. 《药庵医学丛书》本，陕西中医药大学图书馆等。

3. 《恽铁樵医书四种》本，中国中医科学院图书馆等。

《幼科讲义》 1924 存

恽铁樵（树珏）撰

现存主要版本及馆藏地：

《铁樵函授中医学校讲义十七种》本，上海中医药大学图书馆。

《幼科指南》 1925 存

叶衡隐编

蔬香居士序曰：医国者尝以小人女子为难养，而医人者亦惟女子与小人为难医，盖妇孺有病恒不能自道其所苦，即言之而有所不能尽。医者所持以诊察之述，曰望闻问切者，四端之中，其一已完全失效，故曰难也。知其难而更端以明之，曲折以验之，则无难而非易也。衡庐主人逐风尘二十年，涉津梁数千里，亦尝为国宣力，于行政司法各界有所服务。小试其医国之手术，为斯民一疗疾苦，而无如际时之艰，值运之屯牛刀之利，卒不能久奏于割鸡。于是息影衡门，究心医术，尝就所心得，成《妇科》《幼科指南》两编。盖从其难者入手，则易者自迎刃而解，天下事事皆然，不独医之为术然也。是编出，而儿科妇科，若昏夜中得列炬矣。忆二十年前衡庐主人年少气盛，慷慨论当世事，辄攘臂嗔目，视措天下于磐石，出斯民于水火，皆若反掌间事。光阴荏苒，人事变迁，曾几何时，竟入此闭户穷愁埋首著书之境，不可慨夫。民国十四年岁次乙丑孟夏月蔬香居士序。

现存主要版本及馆藏地：

1933 年上海广益书局石印本，中国中医科学院图书馆。

《中西儿科学讲义》 1925 存

汪洋编

现存主要版本及馆藏地：

1. 1925、1926 年上海中西医院铅印本，上海中医药大学图书馆、广东省立中山图书馆。

2. 《中西医学丛书十二种》本，上海中医药大学图书馆。

《幼科法戒录》 1924 存

刘恕撰

钟明理序曰：昔张仲景伤族人之死亡，误于庸医，于是发愤著书，后世宗之，称为医圣。协于时中，诚以医学之难言也，幼科尤难，而全书未立专方，经纬万端，治法未尝标奇，神明一心。唐宋以来，心法失传，支流百出。晋太医令王叔和所编次《伤寒》《金匮》诸篇，足以翊卫万世。而宋景濂辈谓非仲圣全文，谬说一起，人或疑之，弃而不用，或谓宜古不宜于今，覆瓿烧薪，可胜叹惜。虽徐灵胎、柯韵伯、陈修园诸贤，大声疾呼，而举世不察，亦过矣。刘张朱李，号称名手，犹不免各执一偏，等而下之。曲学争鸣，各分门户，特立儿科，多以风火热积为总纲，清散消导为能事，剥阴伐阳，斫丧元气，变证百端，至死不悟。为父母者，似亦喜闻其儿之为风火、为食积，于是视姜桂为仇雠，等辛温于刀斧而杀人者，日以多矣。前清光绪末叶，余以髫年侍家君，游成都，得识刘三俊先生，多闻妙论，而后知寒凉之药足以杀人。课诵之余，披阅《伤寒》《金匮》诸书，益信刘君之学有自来初。余两侄亦误于药。得刘君指授，儿病治法悉在六经。自此按法诊治，诸儿女则向日之所谓风者、惊者无闻矣。久欲编印成书，公诸当世，苦无暇日。客秋来京师，得晤姚公博施，侍教之余，谈及时方为害小儿之剧。姚公搜集古方，付印救世，多年积愫，得此良机，于是甘冒续貂之讥，将昔日所闻者，述附篇末。乃甫经出版，家兄手教适来，谓刘君著《幼科法戒录》一书，同人劝以付梓，以医彼医无知赤子者，指出迷途，示以法则，本仲圣之学，正诸家之误，名为法戒，岂虚语哉云云。并嘱序其端。嗟乎！刘君救世之心切矣！翊圣之功伟矣！岂能已于不言？望为父母者家置一篇，洞悉真情，破除积习，不为庸俗所误，子孙蕃衍，自在意中。更愿世之业医者，勿执自己见，从善如流，实造无量无边功德。夫《伤寒》《金匮》诸方，苟能循道以求，即可统治百病，包罗万有，无古无今，皆可为法。刘君是篇所论，直抉真传，非同臆说。余客京门，相距万里，遥为契合，此中信非偶然，故不计文辞，走笔为序，亦本刘君济世之心，以光扬仲圣之旨云尔。中元戊辰岁季春月后学钟明理拜序于北京同德堂施医处。

刘恕自序曰： 幼科自古无专方，仆游遍西蜀，常见市廛小儿专科，究其根柢，大都于痘科得其数方，如吹点痘苗，或丸或散，皆表里攻毒而已。故遇顺则生，遇逆则死。即有稍识之无者，亦不过于《幼科集成》《幼科铁镜》《保元捷径指南针》《东医宝镜》。熟读数方，遂榜于门曰：小儿专科。偶获微效，遂致盲从。后便父传子，师传弟，以盲引盲，误人不鲜。然彼辈虚实不知，寒热莫辨，竟公然应世，为害婴儿，可胜浩叹。至若有人求治，开口不曰风即曰食，不曰疳即曰惊，又曰热曰火，所用之药大抵以勾藤、勾秦艽、防风、羌活、独活、银花、天麻、前胡、全蝎、僵虫为祛风之品，或朱砂、牛黄、胆南星、建菖蒲、天竺黄、代赭石、青黛、赤芍、金银煎汤为定惊之品，以神曲、麦芽、谷芽、山楂肉、莱菔子、枳实、厚朴根、槟榔、草果仁为滑食之品，以芜荑、雷丸、藿虱、榧子、使君、螟蛉土、五谷虫、苦楝皮为治疳之品，以杏仁、葶苈、酒芩、桑白皮、半夏曲、苏子、陈皮、贝母、天花粉之类为通用调气化痰之善药，以石膏、滑石、白芍、知母、花粉、大黄、黄芩、栀子、黄柏、甘草、荆芥、薄荷、犀角、羚羊角、连翘心、苦竹心为退热下火之良药，或以《幼科铁镜》之第一方即天保采薇汤或成丸为小儿之通剂。又有贪利之辈，专用黑白丑各半，为末或丸，为祖传之珍品，牛黄丸、抱龙丸为先世秘法，而不知药不对证，希图于中取利，何啻杀人毒手。又常有用龙胆草、天麻、酒军、玄明粉、石膏、滑石、厚朴、枳实、杏仁、僵虫、芥穗、连翘、生地、银花、粉丹、知母、苏子、杭菊、防风、姜黄、栀子、全归、桔芩、桔梗、天冬、麦冬、粉葛、虫退等类，或合为一方，或分二三方，掉头换尾，诸病皆然。又有诊小儿之病。开口只言风火热，并不言寒。一味下火祛风退热，重用石膏、知母、泽泻、车前仁、僵虫、滑石等以下之。服之不下，不知方中下滞并用，伤及大肠津液，已成将下难下之势，反执言实是风火热，宜急重用硝黄，呜呼！固执若此，是诚何心？及服到死时而烧热仍然未退，病家亦以似此烧热不退，是殆有命，并不归罪于医，无怪毫不知医之辈，竟敢悬壶于市也。仆幼读医书多得名师指授，于幼科尤有心得。常见无知小儿，每误于庸医之手，惄焉伤之。曾于前清光绪丙午年，在川西彭邑关口场组织幼科讲习所，探辑古书之可法可戒，编为讲录，以课多士，颇蒙都人士称其可与《福幼编》并行不悖，而详瞻过之。今复积廿有余稔之经验日记，逐条详加考核，自信对于幼科不无裨益，序次成册，署其名曰《幼科法戒录》。同人见之，咸谓不但可为执方者当头棒喝，若家置一编，庶小儿有疾，不致为庸医所误。亟怂恿付印，以公诸世，而惠群婴。仆逊谢不获，幸高明正之，识者谅之。中华民国十六年孟秋月青城山刘恕三俊氏自序于四川叙永县东城寓次。

现存主要版本及馆藏地：

1. 1927 年四川铅印本，四川省图书馆。
2. 1930 年北京天华馆铅印本，云南省图书馆。

《儿科学讲义》 1927 存

古绍尧编

现存主要版本及馆藏地：

1927 年广东中医药专门学校铅印本，中国中医科学院图书馆、广东省立中山图书馆、广州中医药大学图书馆。

《儿科证治纂要》［1927］存

陈汝来（惠言）编

现存主要版本及馆藏地：

民国广东中医药专门学校铅印本，上海中医药大学图书馆。

《幼科》［1927］存

恽铁樵（树珏）撰

现存主要版本及馆藏地：

上海铁樵函授中医专门学校铅印本，上海图书馆。

《小儿内科学》［1927］存

著者佚名

现存主要版本及馆藏地：

民国抄本，中国中医科学院图书馆。

《保赤编》 1928 存

中华卫生教育会编

趣园居士序曰：小儿科书，汗牛充栋，迄无妥善专方，《文献通考》载小儿医书，凡十一种，首列宋钱乙之《药证真诀》，而以《小儿方》八卷居其前，究无传本可证。董汲撰《旅舍备要》，称专门禁方，而小儿一门，多用金石之药，后贤訾之。至元瑞竹堂《幼科经验方》，用药或嫌其峻利。明王肯堂《幼科证治准绳》，虽称详备，而采择欠精。若前清贵池夏氏所著《铁镜采薇汤》一方，久不韪于时论。惟于望颜色，审苗窍，辅以推拿火灸诸法，今尚有习而用之者，然亦权宜之计。吴航陈氏则遵六经提纲之法，专用伤寒诸方，折为小剂。其于三阳独取太阳，三阴独取太阴诸说，尤精确不磨。但于初生保护证治，微嫌稍略。近见严江寄湘渔父搜集《保赤编》，虽不免繁驳之病，而于初生保护证治，实足备翻阅，而匡时方之所不逮。蒙因继拙著《汤方歌括》重校并梓，不独愿为哑科度尽金针，而其随证施治，诚求以迓天庥，或亦参赞化育之一道也。民国八年岁在屠维协洽盖夏之初趣园居士题。

现存主要版本及馆藏地：

1928 年上海铅印本，国家图书馆、上海中医药大学图书馆。

《幼科推拿方剂集成》 1928 存

朱裕原撰

现存主要版本及馆藏地：

1928 年油印本，北京中医药大学图书馆。

《幼科捷法》 1928 存

著者佚名

现存主要版本及馆藏地：

《灌园四书摘》本，中国中医科学院图书馆。

《保赤新编》 1928 存

刘润生（绍霖）撰

现存主要版本及馆藏地：

1928 年韦驮堂刻本，河南中医药大学图书馆等。

《保赤登寿集》 又名《次山氏保赤登寿集》 1928 存

傅守德（次山）撰

傅守德自序曰：医书为救济之法，医生乃救济之人。存心不正者，验方奇术，不肯传世。儿科自惊风误传，殇比擢发号数，女科因痨症名播，病此视为必死，男科有杂痨肾亏之称，医生得以藉口，外科专重火毒之□每致久不收口。予甚悯之，因先集是书，以救无辜小儿。女科男科外科各书，□有□资继续出版，因出版有□，特先精制救急之药数种，以备患比之需耳。兹将药名、主治、服法及寄售地点一并附载幅末，以便检用。丙寅三月次山识。

傅守德自序曰：谚云：宁看十男子不看一妇人，宁看十妇人不看一孩子。此盖以小儿病症，只事望闻，不能问切。其施治困难，于妇人孩子者，不啻十倍，而不知大不然也。小儿天真烂漫，原无物欲之感，所病者，不过风、寒、暑、湿、燥、火，六因之外，伤食伤乳，积水积气，跌仆创伤等症。至于天花疹痧，亦属一时疫气。因病施治，无不应手取效。然视为难治者，原因小儿科无专门，又无真传，实教业儿科者，率多懒于耕读。学商无成，停药铺一二年，得三五偏方，遂为人诊治小儿。幸而痊愈，即鸣得意，自命曰世传秘方，专门儿科，无学识又无经验。询及病源，漫无根据。见抽搐之症，即指为脾风，而以急惊慢惊呼之，遂用以治风清火之味。病者十人，死者八九，岂抽搐之症，无生活之路哉？实治之者，有以致之也。予业医三十余年，而于男、妇、小儿、内、外各科，日事研究。心有所得，即援笔记载。又于立试奇效诸方剂，详加考虑，其屡试屡验者，亦笔之于书。久而久之，集成多帙。每欲刷印精本，公诸国人，为临时救济之法，缘服务军政于清光绪间，充伊犁武备学堂军医官，兼弁目学营军医官，教授生理卫生。民国成立，当选本省议员。历游陕甘新疆京津各处，未获余暇以偿吾愿。今复视事都门，充京兆守备队军医长公。余施诊留心各项病症，都下名医，不敢云无以药，误病者，层见叠出，尤以小儿为甚。盖小儿科失传久矣，医者恒以普通之药，张冠李戴。致殇于病者，十之一二。殇于医者，十之八九。予甚悯之，故先将历年经验、小儿科良方，不敢秘密，和盘托出，编集成书，名曰《保赤登寿集》。由小儿初生以至成童，诸凡病症无不备载。每病之下，药方、治法、服法均已详切注明。有小儿者，家藏一册，遇有急需照病用方，不唯可免庸医诈财致命，而且可使无辜小儿同登寿域，有子者不兴伯道之感矣。且小儿病症，询及抚育之人，即知大概。兼之视其面，观其手，察其目之五轮。受寒则青筋暴露，感冒则寒热往来，有火则红筋发现，伤食则肚腹坚硬、吐泻互见。种种病症，无不毕露。因病用方，虽不敢夸其药到病除，立奏奇效，决不至南辕北辙，自误误人，贻害千古也。清夜扪心于小儿科，不无小补云尔。中华民国十五年岁在丙寅三月上旬自序于都门医寓。

现存主要版本及馆藏地：

1928 年著者铅印本，河北医科大学图书馆、山西省图书馆等。

《婴儿养育法》 1928 存

李琴圃编

现存主要版本及馆藏地：

1928 年编者铅印本，上海中医药大学图书馆。

《儿科辑要》四卷 1928 存

附《妇儿回生丹》

姚济苍（博施）编

姚济苍自序曰：历来医术，皆以望闻问切为口头禅，独至幼孩，而技无所施。盖幼孩言语未通，问之不能答，六脉未全，切之难以准，而病瘖失音，儷语难真，亦无以辨其声闻。于此而欲以人事济天之窍，惟有望之一法。然正道未阐，杂法先开，世间幼科，多用摹看食指筋纹，以形色论证候，以透关决死生。虽无应验，而迷信牢不可破。一遇儿病，不暇致详，辄以惊风概之，推擦互用，丸散杂投，甚至割肉挑筋，置之死而后已，迨不可治，则委之于证。厥父若母，亦以为命固如斯，绝无怨悔，是亦小儿之厄也。心窃悯之，爰将所集古圣先贤儿科秘法，付之天华，公诸世界，以广仙师保赤之仁，命名《儿科辑要》。因儿及母，并将起死回生，有求必应之《妇女回生丹》，附刊于后，庶几大小两全，老幼兼善。夫至道自有入德之门，良医岂无总持之诀，执简御繁，或有补于世乎。时午会十二运七世第五年中元戊辰岁仲春博施姚济苍序于燕京道场。

现存主要版本及馆藏地：

1. 1928、1929、1933 年北京天华馆铅印本，中国中医科学院图书馆、北京中医药大学图书馆等。

2. 1930 年成都文华印字馆铅印本，甘肃中医药大学图书馆等。

3. 1931、1934 年无锡大文斋铅印本，南京中医药大学图书馆。

《儿科萃精》八卷　1929 存

陈守真撰

李博仁序曰：天下事，至变者病，而可见者恃乎形；至精者医，而可据者恃乎理。极精以穷变，必本见微知著之旨；就形而求理，尤赖慎思明辨之功。是以疾在腠理，扁鹊论其易治；病居膏肓，秦缓和知其难效。若夫河内出蛇之奇，海陵走獭之变，伯宗之徙痈于柳，秋夫之针鬼于茅，要皆病之变者，亦即医之精也，唯能神而明之，自可习而化之耳。医道一端，茫无涯涘。始于黄岐，圣于仲景，递演相传，名家辈出，撰述千百，阐发靡遗。降及今日，斯道凌夷，或剽窃肤辞，或拘泥古法，偶阅本草，粗记成方，既盲于心，复昧于目。本以活人之术，转为杀人之具，吁可叹也，亦可畏也。闽侯陈君守真，今之知名医也，兹以所著《儿科萃精》一书，不弃浅陋而来求序于余。余不敏，忝长卫生，职司锁钥，长城日坏，怒焉忧之，正欲领导群论，同遵正轨，务期挽救民生，咸登寿域。方在整理之中，猝遇济兴之筏，披阅再四，喜慰无量。窃爰其命名“儿科”，独具只眼，题曰“萃精”，别有会心，融化圣经贤训，吸其精华，采取名言要诀，倾其糟粕，深具得医之意，犹善察脉之真，择焉既精，语焉亦详，何异龙宫之获，宁非金匮之钞。行见苏耽救疫，常满橘井之泉；将使董奉赈贫，偏多杏林之树。陆宣公道在活人，范文正志在济众。余知斯书之出也，或莫非其意也欤，是为序。民国十八年十二月朔日汉口特别市卫生局长李博仁序。

陈守真自序曰：上古羲农黄帝及臣岐伯所作《天元玉册》《本草》《灵枢素问》三经，为医书之鼻祖。厥后而汉唐、而宋元、而明清，代有传书。独儿科专集寥落如晨星，且皆缺而不全，杂而不纯，泥古而不通今，构虚而不核实。虽鄙陋如守真，愚钝如守真，犹知医之难在乎顺天之时，测气之偏，适人之情，体物之理，合名物象数兼赅之为难也。儿科之难在乎不精方脉妇科，透澈生化之源者不能，作儿科之尤难上难也。婴儿肌肤薄，营卫疏，触感则万端传变；脏腑柔，骨筋脆，遇伤则全体动摇。前贤云：“小儿有病，外不过六淫，内不过胎毒饮食。”创是说者辄谓治小儿之病不难，孰知小儿之喜怒哀乐较成人更专且笃乎。无病之儿赖父母，有病之儿赖乎医。父母惟恐其儿之饥而不虑其过饱，惟恐其儿之寒而不虑其过暖，实不知饱暖太过即致病之媒也。儿有病而延医，则治病之权责在医。昔医云“小儿纯阳”，此丹灶家言谓其未曾破身耳。因误会纯阳二字，有病恣用苦寒。苦能渗湿，殊不知人倮虫也，儿体本属湿土，湿重者肥，湿轻者瘦，安可尽渗其湿而令儿枯槁乎。寒能泻火，更不知惟壮火可减，少火则儿所赖以生者，愈泻愈瘦，愈化愈燥，重伐胃汁，势不变为痉厥者几希。甚至感本外标，用羌、防、柴、葛、麻黄、细辛以虚其腠理；邪非内实，用蝎、蚣、脑、麝、芫花、大戟以削其元精，小儿何辜，冤成大错，言之痛心。李士材曰“用古方疗今病，不啻于折旧料改新房”，诚哉是言也。夫药以治病，有是病而服是药病当之，无是病而服是药气当之。治未药之病则药但求其中的，治误药之病则病不免于牵缠。守真不才，爰将生平实验著儿科，颜曰萃精，以表阅两寒暑聚精会神之微意也。窃谓小儿稚阳未充，稚阴未长，证宜详表里阴阳虚实寒热，方宜按君臣佐使性味功能，稍呆则滞，稍重则伤，稍不对证则莫知其向，本斯意以成编。谁非父母，谁无儿子，所愿注目先机防汛，永庆筑堤之固，罗胸定算，临渴无忧掘井之艰，天下之儿皆寿，此守真朝夕虔爇，寿世寿民之一瓣心香也。民国十八年十月既望闽侯陈守真自序于汉口法租界三德里之医室。

现存主要版本及馆藏地：

1929、1930年汉口汉康印书居铅印本，首都图书馆、中国中医科学院图书馆、北京中医药大学图书馆、成都中医药大学图书馆等。

《儿病浅解》 1929 存

徐方士编

现存主要版本及馆藏地：

1929年石印本，上海中医药大学图书馆等。

《儿病常识》 1930 存

章巨膺（寿栋）编

章巨膺自序曰：说者谓小儿疾病，非外感风寒，即内伤乳食，虽有六淫之患，终鲜七情之伤。顾事实适得其反，治疾恒易于成人而艰于婴儿，儿病口不能言，言亦不能准确，持脉则啼哭叫嚣，诊察为难。望闻问切，医者所恃以诊断者，施之病儿，仅能得半，故儿科俗称哑科。然则为儿科医者，何所据而为之治，此则不独恃医家之学力经验，抑且有恃于病家之医学常识，两俱中彀，儿病乃可治也。

医能治病，尤须病能择医。病家而无医学常识，则病浅而妄为惊骇，药石误投；或病进而颟顸不知，变生眉睫。甚且信社会流行之方剂，或中乩签巫觋之讹说，不明病理，不任医工，及至偾事，噬脐莫及。向使留心医药，粗备常识，则祸患之撄，当不至此。

虽然涉猎方书，一知半解者，不可为知常识也。拾人牙慧，迷信陈言者，亦不足为知常识也。而其弊反以穿凿附会，妄陈意见，掣肘医家。然则何如而后可，曰知病之型，识病之变，察病之为缓急轻重，审治之宜寒热温凉，明医之贤愚，知所抉择，谙病之宜忌，所知调护，如是方可谓知常识。

惟是，方书多矣，虽以钱乙《真诀》之备，肯堂《准绳》之详，皆不足为家庭常识用书。然则所以调护赤子者，将何赖焉？不佞治内科学，初非专为儿医，而求治者独小儿为多，深知儿病之所以难治。症结所在，胥由家庭短于疾病常识，爰辑是书，粗备崖略，语特浅显，非所以告医工，将使家人妇子见而知之也。十九年六月巨膺自识。

例言：

本书供家庭参考之用，目的要使家人妇子知下列数端。

一、何病为何种症状，何种症状为何病。

二、疾病之原因。

三、病势之缓急轻重。

四、治疗用药之大要。

五、流行方剂药丸之宜忌。

六、食物之宜忌。

七、看护之方法。

本书详略互异，因胎疾、天花、痧子、惊风为小儿专有之病，故各列为一编。其内伤杂病及伤寒温病，时行外感诸疾皆当以成人之法为则，汇为杂病、时病两编。其疮疡属皮肤病，又为一编。

本书举例应用之药味，不过告病家用药之大要，深恐病家试服误事，故不注用量，其可以试服或外治者则详其数量及用法。

本书只能粗备大略，于时行杂病又只能言其初起病之梗概。其后来传变之证状与其他并病以限于篇幅不能详也，阅者幸勿求全责备。

现存主要版本及馆藏地：

1930、1934 年上海章巨膺医寓铅印本，中国中医科学院图书馆等。

《幼科学》 1930 存

秦伯未（之济、谦斋）编

现存主要版本及馆藏地：

《实用中医学》本，首都图书馆、中国中医科学院图书馆等。

《幼科学讲义》 1930 存

秦伯未（之济、谦斋）编

现存主要版本及馆藏地：

1. 1930、1936 年上海秦氏同学会铅印本，国家图书馆、首都图书馆、中国中医科学院图书馆、北京中医药大学图书馆等。

2. 《国医讲义六种》本，北京中医药大学图书馆等。

《小儿病丛谈》 1930 存

聂子因（日培）撰

现存主要版本及馆藏地：

1. 1930 年上海中医书局铅印本，中国中医科学院图书馆、上海中医药大学图书馆等。

2. 1933 年玉山聂氏父子医院刻本，上海中医药大学图书馆。

3. 1936 年上海国医书局铅印本，上海图书馆。

4. 《国医小丛书》本，中国中医科学院图书馆、北京中医药大学图书馆。

《幼科要诀》 1930 存

著者佚名

现存主要版本及馆藏地：

1930 年蔡虞宾抄本，广东省立中山图书馆。

《幼科要旨讲义》 ［1930］ 存

吕楚白编

现存主要版本及馆藏地：

广东光汉中医药专门学校铅印本，广东省立中山图书馆、广州中医药大学图书馆。

《幼科学讲义》 ［1930］ 存

杭州中医专校编

现存主要版本及馆藏地：

编者石印本，上海中医药大学图书馆。

《枕藏幼科抄》［1930］存

唐成之（求是庐主人）编

现存主要版本及馆藏地：

民国抄本，中国中医科学院图书馆。

《小儿科证治歌诀》［1930］存

曹荫南（秉征、孟仙）撰

现存主要版本及馆藏地：

《新注医学辑著解说》本，中国中医科学院图书馆。

《儿科讲义》1931 存

吕楚白编

现存主要版本及馆藏地：

广东光汉中医药专门学校铅印本，广东省立中山图书馆、广州中医药大学图书馆。

《子女培植秘诀》1932 存

万波居士撰

现存主要版本及馆藏地：

1932 年上海万有书局铅印本，上海中医药大学图书馆。

《儿病须知》1932 存

杨志一编

杨志一自序曰：夫治病之道，必赖医生诊治之得宜，家人调护之适当。小儿疾病，关系尤大。尝见世之为父母者，溺爱子女，未寒而衣，未饥而食。富有者，杂进甘肥，乱衣裘裳。不知小儿初生，肌肤不密，肠胃不健。此时应利用自然界天赋之力使之略寒略饥，庶乎肌肤以密，肠胃以健。苟护以裘裳，则皮肤抵抗力弱，外邪易袭。投以甘肥则肠胃消化不及，疳积易成矣。孔子云：食毋求饱。礼记云：童子不衣裘裳。旨哉言乎！又恒见小儿偶感外邪，则发热咳呛乃必然之现象。为父母者，或漫不经心，迁延医治，坐失疾病可治之机。或惊惶失措，疑惧莫定，妄投保赤回春之品。殊不知外感初起，数剂宣散即可告痊，若迁延时日足以使病传变，保赤回春足以引邪深入，以致酿成肺炎惊风重症，驯至不可救药，比比然也。呜呼！舍正路而弗由，惟险径之是进，可叹已夫！矧父母弥不爱其子，特以既无育儿经验，又乏医药常识致，爱之适以害之也。吾国医界，小儿一科，不乏专书，大抵辞义深奥，不易了解。欲求能灌输社会以育儿经验与医药常识者，殊不多觏，斯则不无遗憾者也。本书应社会之需要而产生，内容共分十九门，说理则浅显明了，列方则稳安实验。社会人士，得此书而熟读之，庶几于小儿养育治疗诸端，咸有把握，不至为庸医所误，习俗所移，则造福于儿童，岂浅鲜哉。中华民国二十年十二月杨志一叙于上海国医出版社。

现存主要版本及馆藏地：

1932 年上海国医出版社铅印本，山东省图书馆、上海中医药大学图书馆。

《小儿病自疗法》 1933 存

奚缵黄撰

奚缵黄自序曰：尝读《史记·扁鹊传》，越人至周，贵老人，为耳目痹医，至秦，重小儿，为小儿医，窃有感也，一则暮气笼锁，足微周道之衰，终至鼎迁祚移，一则培植邦本，已兆秦业之兴，卒成混合之基，夫民为邦本，国强必先民强，民强必由幼者少夭，壮者无疾，小儿、民之萌芽也，乌可不重哉，森林茂盛，必先爱护，芽苗无损，欲幼安长健，必由卫生医药着手，尤以儿科为重，近观列强，无不注重民生，医药卫生，日事改良，普及社会，虽乡农妇孺，皆具医学常识，自然人少夭札，户口激增，国势强盛矣，我国暮气如周，方之列强，事事后人，卫生医学，未能普遍，育婴保赤，尤不注意，最可怪而可叹者，家庭间，无不企望儿孙，如椒实瓜瓞之繁绵，而独于卫生医学，育婴保赤等常识，反漠然视之，一旦儿病，无从判别，病情轻重吉凶，遂委之庸医巫祝，仙方杂药乱投，轻者转重，重者转危，卒至于殇，呜呼、赤子何辜，罹此惨祸，岂不痛乎，平君襟亚，忧国心切，关怀赤子，伤为父母者徒有爱子之心，而无保赤之术，思有以补救，乃委余编辑《小儿病自疗法》，公诸海内，俾家置一册，负劬劳之责者，暇可探讨，以增儿科常识，遇有儿病，可按症稽方，便于自疗，轻者即安，重者转轻，不难就痊，即有危症，必须延医者，亦胸有成竹，不受杂药妄投之害，庶几赤子少夭札之祸，慈亲无掬掌之痛，而邦本藉以培植，国家必有臻强之一日，孔子云，幼我幼、以及人之幼，于平君无愧，余欣然乐从，焚膏继晷，强作精神，搜集古今，明贤儿科方论，提要钩玄，删繁就简，参以家秘验方，分门别类，振纲举目，始于初生胎疾，次及鞠育方法，总以惊风痧痘，内外杂病，以及奇异怪疾，都五百余种，包罗无道，某病某方，明若观火，家庭有此，得一医药顾问也，书成仅述数言，以弁其首。

凡例：

一、本书为普及家庭间小儿科，卫生医学简单疗法，凡小儿一切普通疾病皆可照法自行治疗，故定名为小儿病自疗法。

二、凡一病症，先列病名，次述病状、病因，变化后陈列诸家方案治法。

三、凡论述病理，文辞浅显明晰，使阅者一目了然，凡幽渺难明之说，恐致错讹，皆改为浅明文理。

四、本书论述病理，选择方剂，均录唐宋元明清诸大家方书医案，并载明出处。

五、小儿疾病甚多，本书按其次序分章别类，有纲有目，便于检查，自初生胎疾门始，次及鞠育继以惊风痘疹，以及内外杂病、异病奇方，无不备载。

六、本书引用药物，皆社会所有，丸散膏丹，亦中国药店有现成出售者居多，使病家随地可购，奇僻难求者概不采入。

七、凡惊风痘疹寒热等病，兼证甚多，病因复杂，且变幻莫测，而本书为家庭儿科常识，便于检阅，以单行本为限，故未能一一详载。

八、小儿病无七情之发，所患者，皆外感惊风，内伤食滞，故实病多，虚症少，又以脏腑娇嫩气血未充，服药不如推拿之简切获效。所以本书采录推拿图说极简便易明，可以按图自推，奏效俄顷。

九、幼科救急夺命，无捷于火功，两粤两湖云贵等省，至今尤风行其术，浙江以北，无人研究，都漠视不行，即使行之亦不得其法，不惟无济，反至有害，今以异传神火救急之妙术，绘图详说公诸海内，急迫之际，可按图运火，立见转危为安。

十、小儿气质未全，脏腑亦薄弱柔嫩，凡内服药品，如雄霸刻夺之性，何能承受，故皆弃而不用，即有不能不用之处，亦分最轻微，故所录方剂，都平和有效，可以放胆用之。

十一、奇怪少见之病，亦详述病状病因，经验妙方，遇有奇疾，不致束手无法也。

十二、书中如有不明之处，可向本医馆通函问讯，须注明本书，何页何项某言某药，附邮票五分即当详复。

编者按：《中国医籍大辞典》《中国近代中医书刊联合目录》《中国中医古籍总目》均载此书为“上海中央书局”刊行。经核查，此书的出版、发行、印刷者均为“上海中央书店”，诸目录记载将“书店”误作“书局”。

现存主要版本及馆藏地：

1933、1935、1936、1939、1947、1948 年上海中央书店铅印本，国家图书馆、中国中医科学院图书馆、上海中医药大学图书馆等。

《小儿科》又名《小儿病》 1933 存

茹十眉编

例言：

一、本书文字浅显，撰句简洁，极便一般人士之阅读，或医士之参考。

二、本书不侈高深，不论空理，在在以实能应用为归宿，一切诡异奇僻不近人情者，俱不录入。

三、本书自初生儿始，至成年止，划分为三期，各以其所常病者选入，并非某一时期，必患某一病症云也。

四、本书每一病先述其病状，使人人皆得见其病状而追求其病因，更考其病因而施以治疗，则方无不效，病无不除矣。

五、本书各病附有单方，盖济急于一时者也，根本治疗，尚以参阅处方为要。

现存主要版本及馆藏地：

1933、1935、1947年大众书局铅印本，首都图书馆、中国中医科学院图书馆、上海中医药大学图书馆等。

《家庭育婴法》 1933 存

沈潜德撰

现存主要版本及馆藏地：

1933年苏州国医书社铅印本，上海中医药大学图书馆。

《幼科入门》 1934 存

陈景岐编

现存主要版本及馆藏地：

《中国医药入门丛书》本，国家图书馆、中国中医科学院图书馆、北京中医药大学图书馆等。

《儿童疾病问答》 1934 存

章诗宾编

现存主要版本及馆藏地：

1934上海大华书局铅印本，重庆图书馆。

《吴氏儿科》 1934 存

吴克潜编

吴克潜自序曰：人生疾病，种类繁多，然归纳言之，除不内外因外，一言以蔽之，外感与内伤而已。外感与内伤，恒有互相之关系，成人然，妇人然，即小儿亦莫不然也。故医者治病，最古不事分科，盖病理医理，其道一贯，适于此者合于彼，初不必为厘然之此疆彼界也。自后以病变之多时有增，治法之出代有加，一人之心思才力，未足以尽其奥也，故特分科以治之。妇科也，以其有经带胎产之异，儿科也，以其无问诊脉诊之难，专科既分，探讨益进，于是妇幼之书，亦复汗牛充栋矣，特是众说纷纭，瑕瑜互见，整理之道，千头万绪。六七年前，余以上海中医专门学校之聘，勉任儿科讲席。当时满拟搜集儿科医书若干种，采其精纯，汰其芜僻，编成较为完备之专书。无如诊务辑务，两少暇晷，往往漏夜属稿，翌日应讲，匆匆半年，草成《痧痘讲义》，虽能塞责于学子，而私衷辄自惭疏漏也。其后历应上海国医学院及上海中国医学院之聘，任儿科教授于两校。凡五易寒暑，修改增益，至数十次，始稍稍自惬于怀。今年春，余书既大部告成，于是同道先进，以及医校学子门下诸弟，感怂恿付刊，远之广粤之友人，亦驰书促其早日出版。盖儿科专书，群推此为编制较新而网罗较备。一可供家庭社会之检查，二可作专门医校之教本也。余以兹事体大而不能不勉应众命也，乃再以三月之力，改革编纂，分为九章，凡十万言，其中每述一病，必详其来由及病理，于证状及治法，尤三致意焉。惟冀他日剞劂既成，稍补于世而不弃于知者，于私愿为已足。至于整理学术，抉微阐奥，级深梗短，愧余未能，固祈后来者之有以教之也。中华民国念三年长夏吴克潜序于海上寄庐。

编者按：《中国中医古籍总目》载有吴克潜另一部儿科医籍：“《小儿福音》，吴克潜撰，1934 年上海大众书局铅印本，广州中医药大学图书馆藏。”《中国医籍大辞典》记载有：“《小儿福音》，吴克潜撰，成书于 1934 年，原存 1934 年上海大众书局铅印本，藏于广州中医药大学图书馆，经查未见。”经查，广州中医药大学藏书有 1934 年上海大众书局铅印本吴克潜编《吴氏儿科》，无《小儿福音》。核实发现，1934 年上海大众书局铅印本《吴氏儿科》有朱子云题词“小儿福音”、徐小圃题词“心存保赤”、沈仲芳题词“洋洋巨著”。据此可知，《总目》误将此藏本的题词“小儿福音”认作书名，所著录的《小儿福音》实际上是《吴氏儿科》的重出。

现存主要版本及馆藏地：

1934、1940、1946、1947 年上海大众书局铅印本，首都图书馆、上海中医药大学图书馆、成都中医药大学图书馆等。

《幼科讲义》 1934 存

徐衡之编

现存主要版本及馆藏地：

《上海国医学院讲义七种》本，上海中医药大学图书馆。

《小儿科病问答》 1935 存

蔡陆仙撰

提要：幼科病症，不外乎胎生、初产、惊风、痧痘、杂病五类，而病因亦不过外感内伤尽之，殊不知各类病症中，极端繁冗，幼科各书，又复陈陈相因，不能示人辨治捷径；矧幼科俗称哑科，既不能以疾苦告人，全凭医者以意揣测之，此其难为何如哉？本编所辑，除痧痘另辑专编外，以外各病症，莫不条分缕析，列举证状，病因，辨脉，辨指纹，辨苔色。以及各种诊断治疗，既精且详。一览便知，即非业医者，亦能据书诊断，百治百验，专业幼科者，讵得不奉为圭臬耶！

现存主要版本及馆藏地：

1. 1935、1936年上海华东书局铅印本，山东省图书馆、重庆图书馆、广东省立中山图书馆等。

2. 《民众医药指导丛书》本，国家图书馆、中国中医科学院图书馆、北京中医药大学图书馆、广东省立中山图书馆等。

《儿科常识》 1935 存

尤学周编

现存主要版本及馆藏地：

1935年上海编者医室铅印本，上海中医药大学图书馆。

《济婴宝筏全书》 1935 存

韩望如撰

现存主要版本及馆藏地：

1935年韩望如女工传习所铅印本，北京中医药大学图书馆。

《小儿病自疗新法》 1935 存

蔡玉堂编

例言：

一、本书为便于大众之阅读，或研究医学者之参考，故文字力求浅显，撰句力求简洁，俾易于了解。

二、本书内容，皆以切合实用为归，不尚空言理论，但求适合大众需要，各症皆备，各方有效，惟怪诞不经者，概不列入。

三、本书分胎病、乳儿、稚儿三阶段，眉目分清，自无凌乱之弊，于痘疹一门，则另列阶段，更见详尽。

四、本书对于各病皆详述其病状与病原，终则指示治疗方法，依之施用，自可喜占勿药矣。

五、本书为济急于一时者计，对于各病，间附以单方，惟根本治疗，总以参考处方为是。

二十三年十月编者识。

编者按：《小儿病自疗新法》一书由蔡玉堂医师编写，1935 年与《肝胃病自疗新法》《肺病自疗新法》《伤科自疗新法》等书合编为《万病自疗丛书》，上海大中华书局出版发行。单行本于 1937 年由上海文业书局出版、印刷并发行。《中国中医古籍总目》著录有：“《小儿病自疗心法》，蔡玉堂编，1937 年上海文业书局铅印本，见《万病自疗丛书》。”实为将“新法”误作“心法”。

现存主要版本及馆藏地：

1. 1937 年上海文业书局铅印本，首都图书馆。
2. 《万病自疗丛书》本，国家图书馆等。

《宋本小儿直诀注》三卷 ［1935］ 存

〔宋〕钱乙（仲阳）原撰 〔民国〕张骥（先识）注

现存主要版本及馆藏地：

《汲古医学丛书》本，北京中医药大学图书馆等。

《蔡氏最新儿科学》 1936 存

蔡鹏云（百星）撰

现存主要版本及馆藏地：

1936 年上海新国医治疗所铅印本，上海中医药大学图书馆等。

《幼科概论》 1936 存

施光致编

现存主要版本及馆藏地：

1936 年华北国医学院铅印本，中国中医科学院图书馆。

《儿科学讲义》 1936 存

陈汝来（惠言）编

现存主要版本及馆藏地：

《广东中医药专门学校各科讲义》本，广州中医药大学图书馆等。

《幼科集腋》 1936 存

朱裕原编

现存主要版本及馆藏地：

1936 年苏州刻本，上海中医药大学图书馆等。

《慈幼名言》 1936 存

李氏辑

现存主要版本及馆藏地：

1936 年东莱赵氏永厚堂石印本，上海图书馆等。

《婴孩护病学》 1936 存

著者佚名

现存主要版本及馆藏地：

1936、1940 年上海广协书局铅印本，济南市图书馆等。

《秦氏医书》［1936］存

著者佚名

现存主要版本及馆藏地：

浦云龙抄本，山西省图书馆。

《小儿科》 1937 存

尉稼谦编

现存主要版本及馆藏地：

天津国医函授学院铅印本，中国中医科学院图书馆等。

《儿科摘要》［1937］存

罗绍祥（熙如）编

现存主要版本及馆藏地：

1. 抄本，中国中医科学院图书馆。
2. 广东医学实习馆铅印本，广州中医药大学图书馆。

《儿科概要》［1937］存

杨白鹿撰

现存主要版本及馆藏地：

四川高等国医学校铅印本，成都中医药大学图书馆。

《儿科医抄》［1937］存

著者佚名

现存主要版本及馆藏地：

抄本，上海中医药大学图书馆。

《儿科奇方》［1937］存

著者佚名

现存主要版本及馆藏地：

抄本，浙江省中医药研究院。

《儿科金针》［1937］存

著者佚名

现存主要版本及馆藏地：

抄本，浙江省中医药研究院。

《儿科集要》［1937］存

著者佚名

现存主要版本及馆藏地：

抄本，浙江省中医药研究院。

《儿科总症备览》［1937］存

著者佚名

现存主要版本及馆藏地：

抄本，安徽省图书馆。

《大观集》［1937］存

著者佚名

现存主要版本及馆藏地：

抄本，中华医学会上海分会图书馆。

《小儿百病方》［1937］存

著者佚名

现存主要版本及馆藏地：

抄本，安徽省图书馆。

《小儿诊疗方》［1937］存

著者佚名

现存主要版本及馆藏地：

抄本，浙江省中医药研究院。

《小儿科推拿秘诀》［1937］存

著者佚名

现存主要版本及馆藏地：

抄本，上海图书馆。

《幼科精义歌诀》［1937］存

龙大昕撰

现存主要版本及馆藏地：

抄本，广东省立中山图书馆。

《治小儿金针》［1937］存

著者佚名

现存主要版本及馆藏地：

抄本，浙江省中医药研究院。

《治小儿诸证》［1937］存

著者佚名

现存主要版本及馆藏地：

《针病指要等医钞六种》本，上海中医药大学图书馆。

《经验小儿杂症》［1937］存

著者佚名

现存主要版本及馆藏地：

抄本，成都中医药大学图书馆等。

《看婴儿诀》［1937］存

著者佚名

现存主要版本及馆藏地：

抄本，山东中医药大学图书馆。

《(绘图)儿科秘传》[1937] 存

著者佚名

现存主要版本及馆藏地:

抄本，中国中医科学院图书馆、北京中医药大学图书馆。

《(秘本)儿科》[1937] 存

著者佚名

现存主要版本及馆藏地:

抄本，苏州大学医学院图书馆。

《(秘传)幼幼须知》[1937] 存

著者佚名

现存主要版本及馆藏地:

抄本，上海图书馆。

《救婴录》[1937] 存

著者佚名

现存主要版本及馆藏地:

抄本，浙江省中医药研究院。

《(秘传)救婴绳墨全书》[1937] 存

著者佚名

现存主要版本及馆藏地:

抄本，上海中医药大学图书馆。

《婴童心法》[1937] 存

著者佚名

现存主要版本及馆藏地:

抄本，上海中医药大学图书馆。

《（新编）幼幼集成各症及汤头歌括》［1937］存

著者佚名

现存主要版本及馆藏地：

抄本，上海中医药大学图书馆。

《幼科讲义》［1937］存

〔明〕万全（密斋）原撰　〔民国〕张灏述

现存主要版本及馆藏地：

铅印本，上海中医药大学图书馆。

《儿科约编》1938 存

周禹锡编

绪言：儿科古少专书，汉志有《婴儿方》十九卷，惜无传。至宋《艺文志》始有师巫《颅囟经》二卷。夫小儿自呱呱坠地，即为有生之始，为国家后来之主人翁，而且为圣贤，为豪杰，造福人群，光耀世界，亦岂可逆料。吾人爱之极，则不能不加以保护之深，岂能因其幼小而忽之耶？盖小儿初出母腹，如蚕初孵，如草初芽，偶一不慎，即致夭折。推其致病之源，不外三端：一由胎中受病，从内而发；一由风寒水湿，自外而受；一由乳食疏忽，将护失宜。苟能于此三端，时加注意，在无病时而为之预防周密。有病时而为之治疗得法。则普天之下，允无不能长命之小儿矣。兹先述其生理卫生，次述病理诊断，及其治疗各法。以备习儿科者，知小儿疾病有不同于大人之点，是当特别注意焉。

现存主要版本及馆藏地：

1941 年天津中西汇通医社铅印本，中国中医科学院图书馆。

《幼科玄语秘录》1938 存

著者佚名

现存主要版本及馆藏地：

抄本，上海中医药大学图书馆。

《幼科讲义》 1938 存

杜士璋编

现存主要版本及馆藏地：

石印本，浙江中医药大学图书馆。

《育儿常识》 1938 存

朱振声编

现存主要版本及馆藏地：

1938 年上海国光书店铅印本，湖南中医药大学图书馆。

《幼科治疗学》 1939 存

北平国医砥柱总社函授部编

现存主要版本及馆藏地：

1939 年北平国医砥柱总社铅印本，首都医科大学图书馆。

《幼科秘诀》 1940 存

杨医亚　陈述先合编

现存主要版本及馆藏地：

1940 年北平国医砥柱总社铅印本，中国中医科学院图书馆。

《儿科学讲义》 1940 存

上海新中国医学院编

现存主要版本及馆藏地：

《新中国医学院讲义四种》本，上海中医药大学图书馆。

《中国儿科学》又名《钱氏儿科》 1942 存

钱今阳撰

谢利恒序曰：《中国儿科学》一卷，武进钱今阳医士著作之一也。武进绾江南水陆之毂，夙以人文荟萃著称国中，有清一代，宗风尤甚，中医学术，亦复名家辈出，综其大要，约分城乡二派。乡派多在孟河之滨，巢氏及费马两家为著；城派则钱氏居首，自清时先生以降，以幼科及大方脉驰名者历二百年而不替，《武阳县志》均有记载。迨光绪初元，心坦先生以奇才崛起，融汇古今学说，出则与余伯初、邹德施诸医家共同研究，入则与从兄心广、胞弟心荣互相切磋，对于一切疑难重症，无不左右逢源，得心应手，于是外有常州三杰之称，内有钱氏三凤之誉。其处方规则，群医咸奉为楷模，于是武进医方之准绳，多为邻县所取法。至其心得之处，子孙所世守勿失者，尤以幼科及湿温时症为专长。自心荣先生一传而为祝唐先生，再传而为吾友同增、同高昆仲两君，以及旁系之群从子弟，咸能恪守家法，著称于时。每当夏秋之季，城乡民众之抱疾就诊者，如水赴壑。乡先辈薛逸山先生尝叹曰："旅沪三十年，阅海内医家多矣，求其处方能合乎规矩而泛应曲当者，其维吾常钱氏乎！"其为人所推重若此。

余早岁诵习方书，中年专治医业，适值时局变迁，百事革新之际，栖迟海上，与学士大夫群相讨论。窃谓古今学术之盛衰，常随世运为转变，时有升降，道有隆窳，人情有悲欢愉戚之不同。如当盛世休明之会，人民欢欣强健，则方剂另为一派。如当兵革扰攘之秋，人民颠沛流离，身心憔悴，则方剂又另为一派。所谓时代病之关系，见于历史，成为学说聚讼者，不一而足。矧当此中外交通，为亘古未有之局，西医新说，灌输日多，中医非有舍短取长，融会贯通之法，安能适应潮流，发扬真艺。于是中枢硕彦，设国医馆提倡于上。医林志士，则有医校、医会、医报等组织应和于下。二十年来，风起云涌。而同增在武进遂首创医药研究会，同高在武进又首创国医支馆。同增嗣君曰今阳，则创设武进国医学会、国医讲习所、国医专科学校，主编《国医素杂志》《江苏国医药月报》，复任中央国医馆编审委员，江苏省国医分馆秘书主任兼编辑委员会主任委员，武进县政府中医检定委员，中国医药教育社教材编纂委员。挈数百年家传旧学，应时而兴，热枕迈进，名扬全国，何其盛也。丁丑世变，今阳由皖赣湘粤，间关来沪，应诊之余，兼任医校儿科教务，辑其编授讲义，成《中国儿科学》一书，内分六篇：（一）概论，（二）诊断纲要，（三）初生疾患，（四）一般疾患，（五）特殊疾患，（六）四大要症。均能提纲振领，剖晰入微，洵为福幼之慈航，医林之导线，与巧滑变幻猎取时誉者，迥不相侔。回忆数年前幼子福谦，因病疗养于家乡玄妙观，延今阳诊治，主张以六君异功法，调和脾胃，与余意不谋而合。积疾遂瘳，益证明其对于儿科治疗，早有经验。今者全书告竣，将次付梓，余故叙其大略，兼述钱氏祖先之行谊，俾世之业医者，咸知实至名归之有自，则中国医学前途，更可日趋光明也。中华民国三十一年七月武进谢利恒识于上海之澄斋。

施今墨序曰：吾国所传儿科书，最古者莫过于《颅囟经》，此书传为黄帝时巫方所撰，然据《四库全书提要》考证，殆出唐宋间人之手，署名巫方，特假托耳。厥后，儿科存目之书，无虑数十，然其书均佚。其存于世者，首推有宋钱乙仲阳氏之《小儿药证直诀》。继之者，刘昉撰《幼幼新书》，曾世荣撰《活幼心书》，王肯堂著《儿科证治准绳》，以及《医宗金鉴》之儿科。行世者数十百年，家中多裒然巨制，莫不规步钱氏，恢弘其制，故钱仲阳之于儿科，犹内科之张仲景也。

幼科古谓为哑科，施治独难。自钱氏设方用药，明证识候，直究婴孩脏腑冷热，表里虚实传变，顿取于效。嗣后业是科者，获有绳墨可遵，俾世之孩提，免无辜之夭妄。为父母者，遂保赤之慈心。是仲阳氏不特为医林之贤哲，亦且为济世之良工焉。

晚近西学东渐，科学输入，任何学术部门，胥被科学是正，儿科医学，讵能例外！故步前哲之遗规，发皇古义，袭科学之精英，融会贯通，是又今之医人，责无旁贷者也。

武进钱今阳氏，世业儿科，曾在故乡，创办医校、医会、医刊，担任中央国医馆编审委员等职。今将其掌教医学院所编之《中国儿科学》刊印行世，其内容衷中参西，既步前哲遗规，复采科学原理，学理实用，两相兼顾，诚时下医林切要之书也。

十数年前，东瀛大冢敬节氏，著《中国儿科医典》，大冢氏初习科学医，后改用汉方疗病，宗法彼邦之古方学派，运用仲景氏之百数十方，杂治小儿百病，认病遵循科学，用方亦颇圆熟，然以吾辈视之，颇病其有泥古之嫌，忽略汉以后中医进化之业绩焉。兹今阳氏之书，融汇古今，杂合以治，岂特与大冢氏东西辉映，抑且过之。是此书之出，既可导近世中国儿科于新路，又可以纪念八百年前之儿科医哲钱仲阳也，今阳氏可谓能绳其祖武者矣。萧山施今墨序。

随翰英序曰：儿科古名哑科，因其不能语言，诊断上少所依据也。我国儿科医籍，蔚为大观，虽详略不同，若有条不紊，使初学者循序渐进者，实不多睹。村邑老妪，每越俎代庖，是方法之不尽善可知。前者中央国医馆设补习班，翰英承乏儿科讲席，仿近代儿科学原例，以固有学术为纬，逐日口授，惜学植不足，时刻鲜暇，未能编纂成篇，引为遗憾。顷读钱君今阳《中国儿科学》一卷，实获我心，数年蕴结，一旦冰释。钱君为武进儿科世家，又历任医学院教授，学识、经验，兼而有之，并将积年心得，萃为是书。内容分概论、诊断纲要、初生疾患、一般疾患、特殊疾患、四大要症，共六篇。不特医校当以为圭臬，自修者亦一目了然。基础既立，然后探讨古今中外学理，温故知新，谓为医学津逮可也。钱君以英俊之年，所成就若此，将来不难直追仲阳先生之席也。中华民国三十一年七月南京随翰英谨序。

陆渊雷序曰：幼科方书存于今者，《千金》小儿门最古，《幼幼新书》最详。孙氏书各科具备，至小儿门，凡疗治童稚诸大方，可以起横夭于造次之间者，泰半出焉。世人顾以其非幼科专家，鲜称道者。刘氏本非医工，其书采自僚属，成于记室，卷帙既繁，刻本难得，得之或不能卒读也。孙刘而外，或繁芜而无断制，或鄙俗而不雅驯，独钱仲阳崛起宋世，巍然以幼科名家，至于今称道弗衰。《直诀》之书，虽掇拾于亡佚之余，然所存惊疳诸方，峻而不快，和而不钝，盖孙真人之流亚也。自仲阳之后将千载，而钱君今阳之《中国儿科学》出，钱君武进世医，中日变起，避兵来沪，予于报端见其名氏，意必操幼科者，未暇审也。壬午春，友朋强予授课新中国医学院，见壁间相片，有欢送钱教授今阳先生返里一帧，既为学者爱戴，知其学问道德必有过人者，然未尝面也。其年夏，钱君再来沪，遣州其门人罗生天华，索叙所著《中国儿科学》，然后知其真操幼科，辞不获已，乞其稿读之，议论方药，皆和平中正，犹大匠之规矩绳墨，盖明清五六百年间风气所趋，有不期然而然者，非故为和同也。或谓医家世传业者，必有奇方妙法，秘不肯教人。钱君性坦白和易，其诲人也，谆谆惟恐弗至，罗生云然，此岂守秘自矜者哉！而其书如此，盖大匠能与人规矩，不能使人巧，苟熟极乎规矩之中，而神行其外，则七十从心，无乎不可。当此之时，遇大症怪病，则奇方妙术，自然而生，得之于心而应于手，夫岂别有所谓秘法，出于规矩绳墨之外者哉！自牛痘之术行，而虏疮日少，业幼科者，因亦不甚究其术，一旦复遇流行，则贸然使药，致令易者剧，剧者死，比比然也。钱君书论此病独详审，非学识经验两备者，不能道只字，盖全书之菁华在焉，表而出之，以讳世之读钱君书者。罗生又言，钱君谦和，不耻下问，嘱就原稿删改疵类，夫中医家派至多，苟不背大法，自难强人悉同己意，若文字之润色，则医书本非文学，苟能达意，亦无取乎文辞之美，惟有幡带之际，见失检若干事，或出于嘱稿偶疏忽者，为签注鄙见，备刍荛之择，他日获面钱君，当谢其妄肆之过尔。呜呼！钱君此书，足以继仲阳《直诀》而补其缺，乡评月旦，当如钱君之名氏，固矣，特不知继钱君而起者何人也。壬午初夏陆渊雷拜叙。

秦伯未序曰：钱君今阳，武进世医也。曩余主办中医世界月刊、中医疗养专刊，尝延君为撰述，凡有干，无不应，稿以儿科为多，或简短扼要，或洋洋洒洒数千言而发挥无尽藏，读者无不交口称誉。盖古人于儿科称难，君鉴于世之业儿科者，率以疏风消食定惊敷衍，夭扎实多，故勉为其难，而学问精进，非时下所能望其背也。丁丑事变，君避居沪上，应诊之余，执教各医学校，循循善诱，诲人不倦，受其业者，又无不倾心诚服一如昔之读者。而余之与君，相见亦日密。夫医之责任在治病，尤当治未病；在医人，尤当能医医。医一医，胜治千百人，治一未病，胜治亿万病。今日之卫生行政，医士检定、即本此旨。君盖二者兼之矣，顷者君以手著《中国儿科学》付梓，索序于余，余夙知其儿科之精，即世人之读其文字，从游者之聆其宏教，亦莫不知其儿科之精。顾君于是编，诠次其内容曰：概论、诊断纲要、初生疾患、一般疾患、特殊疾患、四大要症，则其提纲挈领，回异寻常，而所以启迪一般之苦心，又不难言外见之矣。余敢以识途老马告同侪曰：此钱君不朽之杰作，亦近代儿科之津梁。世有研究儿科者，请读是书始。道中之欲指示儿科专书者，亦以先请介绍是书始，中华民国三十一年岁次六月大暑上海谦斋居士秦伯未。

王硕如序曰：医之为道，危矣哉，亦微矣哉。昔范文正公云：不为良相，当为良医。医不三世，不服其药。盖以良医之功，所以侔于良相也。读一世书，然后知良。先祖九峰徵君云：读书万卷，何如指下三分。谨守成规，岂过心灵一点。观乎此危而微矣。盟弟钱君今阳，武进世家子也，读三世书，精岐黄术，历任中央国医馆理事兼编审委员，及上海各中医学校教授，作壶公于常郡，执教鞭于春申。杏林载誉，桃李满门。其学其术，良堪钦佩。尊甫同增先生擅小儿科，幼人之幼，誉满三吴。今阳克绍箕裘，允承家学。读书破万卷，由博而约。临床计百千，既确且精。谢利恒云：今阳之才学，全国皆知。郭受天云：钱（今阳）张（锡君）二公，为硕如左右手，即江苏国医馆之台柱，信非虚誉也。硕如备员中央国医馆，承乏江苏，结识海内贤豪如钱子者，可以风矣！近著《中国儿科学》一书，既博而约，集古人之成规，取章定法，惠今人之奥窍，捧读一过，不胜心仪。先师赵旌孝海仙氏曾诏余曰：书由博而约，经验由准而确。守古人之书以脱胎，集今人之法而立门户，寿世济世，宜古宜今，庶不愧成大方家也。取精用弘，医微而危。哲学玄妙，医学昌明，旌孝之语也，成整理改进之鹄的矣，今观乎钱子所著《中国儿科学》庶乎近之。书成索序于余，写此以归之，借志景仰云尔。中华民国三十一年七月中央国医馆理事江苏省国医分馆馆长丹徒世医王硕如序。

丁济万序曰：医不难于用药，而难于辨症。然辨男妇之症尚不难，辨小儿之症则至难。盖小儿不能言，故医者无可问，即使能言，而医者所问，本非其幼稚童识所能感觉，故其答亦茫然。夫问诊既不施于小儿，则当转求别法，是以望色开声，察溲便，按胸腹，验指纹，苟能会心，依此诊断，则虽对哑科，辨至难之症，亦必如指上观螺，病无逃影，是难而不难矣。然此未足尽儿科之能事也，语曰：耕当问奴，织当问婢。又曰：善易不言易。由前之说，则事非服习，不能言之成理。由后之说，则神而明之之事，又不可以迹象求也。盖治儿科者，非仅其诊断与大方脉有别，即其症状治法，亦与大方脉服殊相径庭。是以苟欲有所著作，倘非素所服习，必不能言之成理，徒灾梨枣，何云寿世？且诊断也，症状也，治法也，此皆规矩准绳，习之可以知而未必能用。若夫病情万变，随症处方，寒热温凉，不拘一格，斯又神而明之之事，非墨守准绳，所能收效，是以昔人医案之刻，示人以变通之巧，良足多也。今吾乡钱今阳先生，为儿科世家，术有渊源，复本其积年之研索体会，著成《中国儿科学》一书，不独对诊断方法，各种疾患，言之綦详，且附刊医案，以为举例，庶使读者可以一隅而反三，是则既能与人以规矩，复能示人以神巧，诚理想中之读物，习儿科者之金针，医林益事，睹之欣然。爰于该书墨而问世之时，乐为之序云尔。中华民国三十一年七月乡愚弟丁济万谨序。

张赞臣序曰：夫国家之强弱，系于人民之健康。人民之健康，基于婴儿之保育。保育之责任，在家庭为父母，在社会为儿医。父母负执行保育之工作，儿医负指导之天职。父母虽日与婴儿相处，而于卫生事项及疾病之处理，往往不得其当，不有学识经验并富之儿医为之指导，依然不能尽保育之厥职。盖婴儿知识幼稚、饥饱不知，偶有不适，不能自诉，即能言语，亦难达意，非有高明之儿医，精谙诊断者不能廉得其情，故世有宁治男妇，莫医小儿之说也。吾乡钱君今阳，温文尔雅，不染时习，待人接物，一本真诚，以幼科之家学，弱冠即出而问世，治绩昭然，声名籍甚，其治中医之学，不特精究古义，复能博采新知，与墨守成法，借先世医名以欺人敛钱之所谓世医者，迥然不同。诊余热心发扬国医事业，医学团体，上自中央，下迄地方，靡不延君参加。各地医刊，近则国内，远至海外，咸有大作披露。拙编《医界春秋》，前曾聘为撰述委员，时予赞助。丁丑世变，避兵至沪，相与往还日益密，得君之助亦益多。一日君以频年掌教医学院时，所撰《中国儿科学》一卷出示，嘱为序。余穷一宵之力，披而读之，觉其纲举目张，条分缕析，叙证简明，选方扼要，诚近今最完备之儿科医籍，亦保育婴儿之专书。曩年余得一古本《万密斋幼科发挥》，见其惊风一节，分晰颇详，所述惊风原因，又不落前人窠臼，读而好之，乃为之影印数千部，以广流传，借供同道之参考，然以此与《中国儿科学》相较，又觉后来居上，盖钱君既博采新知，又参以经验之谈，入情入理，而切于实用。康诰曰：如保赤子，心诚求之，虽不中亦不远矣。为父母者，如人人得此书而诚心读之，无异面受学识经验并富儿医之指导，于保赤之道，可以了然如指掌矣。中华民国三十一年七月武进张赞臣撰于上海医界春秋社编辑室。

陈存仁序曰：近年以还，改进中医之声，甚嚣尘上，不久又复烟消云散矣，斯何故欤？良以坐言者多，起行者少，且改进仅属口号，而无一可共守共进之步骤与鹄的。盖既无步骤，复无鹄的，更缺乏精神与毅力，是以难期其有成矣。存仁治中医之学，素主欲求改进，当从整理始，然后共同研究，以求改进。而整理之工作，当由各人从本位上作去，人本所学，各竭其力，众擎易举，事半功倍。存仁对此主张，已下最大决心，频年于中医学术界，虽无伟大之表见，自问在中医本位上，已埋头作去若干整理之工作矣，而今以后，当与余之同志共同研究，以达改进之鹄的，此上海国医研究所之所由创也。吾友钱君今阳，渊源家学，博习群言，世变以前，造福梓桑，医学事业，建树良多。迨其避难来海上，依然努力于本位工作，日则诊病讲学，夜则埋头著述。数年如一日，精神毅力，咸足多之。往岁存仁谬膺《申报》之聘，主编《国医与食养》，曾举行中医作者座谈会，钱君应约参加，聆其言论，卓然不群，心切仪之，自此深知钱君治学之主张，与存仁不谋而合。无少间阂，居恒引为同志，日者钱君袖示近著《中国儿科学》，拜读一过，内容精审，不同凡响，此乃钱君以历年整理之所得，凭其经验以取舍，进而撰成斯篇，有裨中医学术者至巨，而益佩钱君之埋头写中医本位而努力，非一般以改进中医为号召者所可同年而语也。兹值《中国儿科学》问世，爰述钱君与存仁治学之主张，及其著述之苦心，以为中医界劝焉。壬午季夏陈存仁序于上海国医研究所。

王慎轩序曰：谚有之曰“宁治十男子，莫医一妇人；宁治十妇人，莫医一小儿”，盖言女子性怯畏羞，辄讳疾以忌医；小儿知识未开，有病不能自诉，非研究有素不能专门一科也。武进钱今阳先生为儿科世家，对儿病素有研究，盛名播于众口。余愧无实学，复不自量，以妇科行医于苏城，薄负时誉。常苏两地，各以儿妇两科行其道。行道之余，同感中医之式微，咸思有以振兴之。钱君与余既同任编审委员于中央国医馆，钱君在常，复创办武进国医专科学校，主编《国医素》杂志，余则在苏创办苏州国医专科学校，主编《苏州国医杂志》，拙作以妇科较多，君著以儿科称擅，俱以改进为职志，允称志同道合矣。今钱君将其大著《中国儿科学》付诸梨枣，借以寿世，以君之学术之经验，精心结撰，自是佳构，行见此书一出，必能减少赤子无妄之夭扎也必矣。余近为诊务所羁，又好参究佛学，久荒笔墨，奚敢弄文。只以钱君邮示大著并辱以撰序见赐，不敢以不文辞，爰书数语，以志纪念。至钱君著作之价值，固不待余之赞扬而后彰也。时在壬午初秋王慎轩序于苏州佛教图书馆。

叶摘泉序曰：中国医学，自经西学侵入以来，不期而然受其熏陶，自动吸收科学学说，最初如王清任《医林改错》，其次唐容川《中西汇通》等著作，虽皆取舍幼稚，要亦未始非臻改进之初步也。自民国十八年，中央卫生委员会通过废止中医案之后，数千年来优游自在之中医界如晴天霹雳，棒喝当头，因而有“三一七”之中医大运动，呼号奔走，发奋研究。于是乎创办学校，发行书报，似风起与云涌；革新著作，似雨后之春笋。其间研究之方式，及改进之步骤，虽容有不同，而中医科学化之口号，则已趋一致。中医界有此蓬勃气象，纵不能一蹴而就完全科学化，然亦改进中医中之好现象也。其如我道不辰，遭逢国难，民国二十六年，七七事变爆发之后，中医之团体机关，悉皆无形消散，研究同志，亦都流离失所，奔趋他方。中日纷争，迄今五年，全面和平，尚未实现，而东亚西欧世界战争，愈益扩大，武备竞争，文化衰落，自然之势也。我国更无论矣，物价飞涨，纸贵于帛，出版界早已销声匿迹，中医界出版新书更如凤毛麟角。当是时也，神交钱子今阳，适从沪上来函谓“徇从游诸生之请，将频年担任医学校教授时所编《中国儿科学》付印”，嘱为撰序，盖钱子亦避难之沪者，抱奋斗精神，为中医努力，在沪除与各大医学名家时相过从，共同研究，并任新中国医学院、中国医学院儿科教授外，复出其余力，组大众医药服务社，并赞助其他医校医刊之进行，其用力之勤，余素所深佩者也。是书共分概论、诊断纲要、初生疾患、一般疾患、特殊疾患、四大要症六大章，其内容之精良，固不待言矣。自古儿科方家，首推钱乙氏，今钱子直绍其宗贤，阐明往昔之经验，启迪来者之学识，凡欲研究中国儿科学之正宗者，当于是书求之。中华民国三十一年七月叶摘泉序于苏州存济医庐。

朱小南序曰：孩提疾苦，其病源虽较成人为简单，但不能自诉其痛楚，所借以表示于人者，仅为啼哭烦躁不宁而已。当其时，虽慈亲在前，乳母随侧，亦束手莫究其故，世遂因其罹患不能言，相问不能答，而以哑科称之。其意殆谓治儿医者，四诊之查察不能完备，非经验丰富，如所谓望而知之之为圣者，弗克以专家称也。且儿体娇柔，不耐磨折，一为二竖所困，往往险象环生，存亡决于俄顷，非有先见之明能防患于未然之上工，乌足与语治疗要道。吾友钱今阳君以医世其家，其治儿病也，探幽抉微，洞见肺腑，常逢群医棘手之重症，君独处之泰然，如理乱丝，无不丝丝入扣，如拨云雾，无不雾开天青，不惟武进一隅，推为宗匠，声名所传实属遐迩同钦。余久耳盛名，终鲜良晤，会中原板荡钱君辗转来沪，数载神交，一旦识荆，孰意向所缅怀之治儿病有望知之神，先见之明者，并于今日得之，其乐为何如哉。窃以为大丈夫退则独善其身，达则兼济天下，余应诊春申尚于日不暇接之余萃其心力，继承先人遗志，主持新中国医学院以整与医术，作育人才为宗旨。数年以来，惨淡经营，惟恐有惰其职守，犹喜所聘教授博学宏才，循循善诱，以此薄负时誉，非一日矣。兹逢钱君，遂以屈就本院。

讲席相烦，竟蒙一诺四稔，并集其儿科治术之精华，著为讲义若干册，同学受其熏陶多有以儿科鸣于乡者。而钱君自视，犹歉然也，乃于春间将原稿重加订正，并于秋后出版，其书体例谨严，讲解详明，读之者，无异亲受教导，极合自修之用。著述有此成就，其亦兼济天下之基业欤？余又深佩钱君之办学治学，历有建树，一如其临床治病之胸有成竹，无往而不利焉者，恍然而悟治事与治病二者，盖亦有会通之道，存于其间。明达如钱君，可谓得其道矣。然则读是书者于其推原阐理轻重进退之术，毋徒以处方用药之法度视之而后可。中华民国三十一年七月朱小南序于新中国医学院之院长室。

朱鹤皋序曰：古今医籍，汗牛充栋，独于幼科一门，颇乏善本。唐人称巫方《颅囟经》为儿科医宗，惜其失传。后世较佳者，当以钱乙《小儿药证直诀》，尚称完备，顾其方又多奇谲，医者未敢妄用。其他虽间有儿科若干种，奈亦众说纷纭，瑕瑜互见，使学者目迷无所适从，每思及育婴乃治国之本，未尝不慨夫吾医界之忽视也。吾友钱君今阳，为武进儿科世医，家学渊源，久已蜚声乡土，盖一保赤之圣手也。诊余之暇，辄以复兴中医为职志，曾于武进创设医校、医会、医报等等，嘉惠后学，宝非浅鲜。战后避居沪上，中国医学院，新中国医学院，咸争先聘为儿科教授。平日讲解清晰动听，论理精密，语不深而旨已显，辞不烦而意已赅，是以同学受其启迪者，为数甚多，咸允为不可多得之良师也。历年来广集儿科医书，遴选抉择，去糟粕而撷精华，参心得而阐宏论，手编儿科讲义一册，题名曰《中国儿科学》。近因同学请求，促付剞劂，行将杀青，则是书之出，必可一扫前人徒尚空谈之弊，而具切合临床之用，诚赤子之佳音，亦学子之宝筏也，爰乐而为之序。中华民国三十一年七月南通朱鹤皋拜序。

吴克潜序曰：吾闻宋时有钱仲阳先生精擅儿科，著作等身，流泽及于后世，治儿科者莫不宗之。近世科学昌明，中西医学咸有进步，其于小儿专科，著作皇皇巨帙，属于西医者固不为少，属于中医者似不多见。仆往者虽辑《吴氏儿科》一书，然事隔十年，迄今视之，挂漏良多，未能惬意，是近代中医之儿科著作绝少完备，居恒引为觖望者也。兹者武进钱今阳先生以近著《中国儿科学》一书见视，睹其搜罗完备，议论精辟，冶中西于一炉，允推近世儿科中之杰构，盖先生生今之世，其所学又驾仲阳而上之，则先生又岂独今日之仲阳耶？将见其著作等身，流泽所被，亦将视仲阳为广。出版后纸贵洛阳，宜可预卜，乐为之序。中华民国三十一年七月海宁吴克潜序。

周岐隐序曰：今之言医者，能著书未必能治病，能治病未必能行道，而能行道者则未必能著书。盖医有儒医，有世医，有时医。儒医往往笃于修学，而拙于应世。时医往往骛于应世，而疏于修学。至于世医治病，多以学识经验为主。古人有言：医非三世，不服其药。则世医之见重，有自来矣。武进钱君今阳，以儒治医，济之以家学，时而行之，在医界之中，尤称全才，既为中央国医馆编审委员，复历任上海各医校教授，等身著述，负盛名于一时，不才神交有年，迄以未得识荆为憾。客岁违难来沪，一见如旧相识，既挹其议论风采，又见其审病处方，备极周慎，慕名就治者，踵趾错于户外，乃知君能著书，亦能治病，能治病而亦能行道者也。相见既稔，乃出其手编医校讲义《中国儿科学》见示，嘱为序之。著书立说，不才窃不自量，曾从事于斯矣，既而深悔孟浪，以为一知半轻以自欺欺人，于医学实无所稗，徒贻天下后世笑耳。因之尚有伤寒妇科诸编，决计藏拙，不敢轻以示人。今读钱君之书，自概论诊断，以及各种疾患，方疗治验，头头是道，卓然成一家言，在儿科之中，诚可称为完书矣。钱氏自钱太医之后，小儿一科，家学渊源有自，而君之先德，更累世以医名，至君而道益昌名益著，朋辈之中，竞以名将相称许，实至名归，君诚可当之而无愧也。今君慨然欲以其书公之于世，以古人若保赤子之心，使数千万襁褓婴儿，皆受其泽，其成功不亦伟欤？奉读既竟，为僭书数语以归之，亦借识欢迅之意云尔。中华民国三十一年八月鄞县周岐隐。

时逸人序曰：昔扁鹊至咸阳，闻秦人爱小儿，即为小儿医，此为儿科之嚆矢。世之人未有不爱其儿者，故近世业儿科者较多，应时势需要之故耳。

治儿病者，古称哑料，因小儿神志未充，口不能言，内脏疾苦，全赖医者以精神上揣测而得之。又古称小儿稚阳未充，稚阴未长，脏腑经络柔弱，一经感受外邪，易于传变，或神昏，或痉厥，不待终日，其势已危，古称无粮之师，贵在速战者此也。六淫外感，小儿与成人同。饮食内伤，小儿且较战人为甚。郁怒躁急，尤为小儿所易犯，盖妇女之性多郁，儿得其遗传性故耳。治外邪者达其表，治饮食停滞者通其裹，治郁者舒其郁，此言其常者也。若夫外邪搏于血热，则发为斑疹；滞于肌肤，则为疮疖；神经变动，则为痉厥，俗呼惊风；热邪入脑，则神志昏糊，俗称内陷。他如疳积虫积等，尤为小儿所常患，治其变者，宜随症消息之。

武进钱今阳同志，以幼科世其家业，对于各地医学团体，尤具热忱，昔者余主《山西医学杂志》笔政时，即订神交。二十八年冬，余在沪办复兴中医社及医校时，得其赞助之力至多。比接来书，知其将医校授课之所辑，参以临症之心得，以及家学之渊源，编成一帙，内分六篇：（一）概论、（二）诊断纲要、（三）初生疾患、（四）一般疾患、（五）特殊疾患、（六）四大要症，分别提纲挈领，剖晰入微，定名《中国儿科学》。问序于余，爰书所见，以作介绍于此。中华民国三十一年八月廿二日时逸人氏志于白下旅次。

盛心如序曰：立国于世界，民族之繁殖，其所以树威者，厥维兵革；其所以统治者，厥维政法；其所以致富者，厥维货殖；其所以睿智者，厥维教育与科学；其所以为生活之原者，厥维稼穑与工具。然之数者，仍为民权与民生之建设问题，而非民族繁殖之要素也。盖民族之强弱，一视其医药之发达与否为断，旷观瀛寰，称雄争霸，维德与日，考察其医药，尤为特著，华夏虽称东亚病夫，则以人口之最繁，亦系于开化之最早。而医药之精粹，实非世界各国所可企及，徒因守秘以失真传，示奥以炫高妙，遂致流于怪诞，涉于玄空。呜呼！以切实应用之学识与技术，演绎为缥渺虚无之说，此学者之所由痛恨于无穷也，且医药之变迁，辄随时代地方风土习俗为转移，有宜于古者当不适于今，有合于西欧者，当不切于中土。执古方以治今病，焉能责其尽合，昔人早已言之，西药之有特效者，执以投中夏之患者，往往非特无效，适以受害。在人体之构造，受病之原因，固属相同，而今昔与中西，其所处之环境与气候，决不能悉趋于符合，所以凡属顽固守旧，以及骛驰趋新之派，均非研究医药之人材，缘离事实太远故也。忆自海通以还，西风东渐，有志之士，勃然而作，群谋改革，整理刷新，于是对于医药之鹄的，诊断则期于确实，技术则收其实用，学理则归于切要，方药则求其实验，先期超越于中西新旧门户之见。近代作者，如蜀唐衢雷畮张闽吴，海上如谢丁秦陈恽陆之徒，其所标示者，或为沟通中西，或为发挥新旧，或介绍现实，或钩讨陈义，或下整理之工作，或用搜集之工夫，虽纯驳互见，瑕瑜不一，要亦足以振医坛之面目，而有功于来学者也。

对于唤起社会之注意，提醒同志之改进，则各省之医药杂志，亦应时风起而云涌。如杭裘之《三三》，晋时之《山西》，燕杨之《砥柱》，苏钱之《国医素》，在沪则张之《春秋》，予所主持之《光华》，对于国内及海外，无不互通声气，一时撰述诸君。除本埠以外，如西安之黄竹斋，闽潭之李健颐，北平之施今墨，南京之周柳亭，苏州之宋爱人，吴兴之叶橘泉，以及吾邑之钱今阳等，各有特殊之见地，及创造之心得，均可以使全国医药界同人，闻风振起者也。时余并充各医校教务，所述各科讲义，对于中西新旧之学说，绝无成见，一本于实用为指归，《方剂学》一编，业已付刊。余如《妇儿》《温病》诸稿，未暇整理，八一三事变突起，悉被毁于兵焚。虽未始不可以搜集，而环境恶劣，心绪纷烦，终朝为衣食奔走，余时则消磨于醉乡之中，此殆造物有意护我之短，不欲以蠡蛙之见，徒使贻笑于大方，尤恐贻误于苍生，则为祸非细，毋宁之之为幸也。钱君今阳本与余有三世因缘，忆余在稚龄，抱病滨危，诸医棘手，起余者为君之令大父祝唐公也，世变以前为其尊人同增先生，叙幼幼馆记，早已述其涯略。事变以后，同客于沪，朝夕相叙，情感弥切，而沪上各医校，亦闻名争聘。担任教务，本其夙慧，运其脑思，积数世之渊源，镕中西之学说，凭切身之经验，数载以还，就所授之讲义，迭经修删，完成为《中国儿科学》全编。其内容之切实，谢秦吴张诸序，已可概见。窃以为非特有造于学者，直接有关于复兴民族者也。盖民族之优秀与健康，端在自婴儿以至成童时期，培其始基，以立国本。际此烽火笼罩于瀛寰之中，鸿著于是乎发刊，其造福于社会家国，岂浅鲜哉！岂浅鲜哉！岁次壬午中秋前一日同里盛心如述于沪上寄庐。

钱今阳自序曰：中国医学由萌芽时期以迄今兹，随时代而递遭，四千余年来，圣贤辈出，代有发明，各科学说，虽咸趋完备，然学贵专攻，而方有擅长，此近世医校高级所以有内、妇、幼、外等分科教授之规定也。今请以幼科言之，幼科古称颅囟医，所谓颅者颅顶骨也，囟者囟门也。缘小儿初生，颅顶囟门多呈凹陷现象，必赖乳食培养得宜，气血渐实，囟门亦见充满。其有先天不足，后天失调者，往往至三四岁，尚未充满，若是之小儿，身体虚弱可必，每经病侵，易涉险途。故视囟门开合程度，可以诊断儿体强驹与夫疾病吉凶，命名之意，其在斯乎。至幼科之书，盖始于《颅囟经》，即今世所传《颅囟经》是。论多不信是书为黄帝时师巫所著，但《千金方》云“古有巫妨者，始立小儿《颅囟经》”，良非无因。《宋志·钱仲阳传》，言仲阳始以《颅囟经》显，按仲阳为幼科之一大发明家，著有《小儿药证直诀》，后世研究幼科者，莫不宗之，他如闫孝忠《小儿方》，曾德显《活幼新书》，董及之《斑疹方》，陈文中《小儿痘疹方》等，亦为幼科书之善者。是则幼科之书，传自古之专家，迨至宋时始集其大成也明矣。自此而下，幼科之书，虽代有著录，然可传之作甚尠。降至今日，人口之多寡，系于国家之强弱，而更基于小儿之健康与否，业儿□者，直接保赤子，间接强国族，生灵天寿攸关，责重且大，必也准古证今，验已推人，斯可以言治矣。惟事物之变，日新月异，而孩提之病，亦焉有定方，此余所不能已于言者也。夫医者意也，苟能一意专心，竭我智慧，穷源竟委，医学固极深奥，何患不能登堂入室哉。反是则既不能专于心，遑论乎意会，有名无实，难见其成，则与赵括之徒读父书何异。且幼科又名哑科，以其有病不能从口诉说，一有不适，惟知啼哭，病情如何，诊断为难，此时全凭医师之心领神会，方能廉得其情，进以施治也。第果能审证明确，处方中肯，病必霍然，则亦何难之有。考上古之人，起居有度，不妄作劳，恒多寿而少病。中古之人，以酒为浆，以妄为常，恒多病而少寿。胎儿禀父精母血以成，晚世人心不古，气化日薄，小儿体质不将更薄耶？况幼科以颅囟命名，明示脆弱之意，而孩提又有芽儿之称，喻其如草木之萌芽，生气尚微，是以小儿之病，不可忽于保护其元气，用药切戒妄加攻伐，否则势必伤及脾胃。脾胃为后天之根本，岂容过于戕贼乎，此为治儿病所当注意者也。今阳继承先志，致力医学，诊余复奔走医事，已逾十稔，从事中医教育，亦七八年于兹矣，滥得浮名，愧无实学，丁丑世变，避兵之沪，应朋辈之请，先后担任新中国医学院，及中国医学院儿科教授。数阅寒暑，撰成《中国儿科学》若干卷，将儿科病症，分门别类，依次撰述，汇集古训，兼采新知，不务高远，但求实用，益以不佞临床经验之所得，借与理论互相参征耳。兹应各地医界同道之敦促及从游诸子亦群以出版相请，不容藏拙，只可灾祸梨枣，惟是稿虽屡易，纰缪知仍不免，海内贤哲，幸辱教正，以备异日之增订补充焉。本书《丹痧》一篇，为内子张静霞所作，曾发表于《上海医药周报》者，附此志之。中华民国三十有一年十月十日武进钱鸿年今阳甫序于海上之苍庵讲舍。

凡例：

一、著者昔在梓里，即有编纂本书之意，诊务忙迫，无暇及此，迨来海上掌教医学院，从事撰述，四阅寒暑，稿凡数易，始成斯篇。本书宗法前人，兼采新说，根据经验所得，而后定其取舍。

二、全书共分六章，第一章为概论，第二章为诊断，第三章以后为疾病各论。

三、诊断学为治疗疾病之要法，世有专书，第二章似嫌辞费，第以诊小儿之病，虽不外望闻问切，然小儿有病，不能从口诉说，此与诊断成人略有不同之处，而益感其困难与重要矣，故于是章中，特再扼要述之。

四、中医素以症疾名病，病名之统一为难，故本书仍沿用旧名，惟腺病与佝偻等病，中医无适当之病名，可以概括，故用西医病名。惊风之说，不合病理，奈世流传既久，猝难更正，著作之家，亦多以惊风名之，未能免俗，姑仍沿用旧名。

五、婴儿之疾病十之七八，与成人相同。若感冒若痢疾若腺病等症，婴儿患之，成人亦患之。惟婴儿抵抗力薄弱，较成人为易患耳。其他十之二三若胎黄、胎赤、胎疮诸症，则系于母体时即受病因，而于生后发为病症也。若鸡胸、龟背、五迟、佝偻等病，则系由于发育不全，失乎常态而来，是则为婴儿特殊之疾患，成人无有也。故疾病各论，又分为初生、一般、特殊三类。至于痧痘惊疳，则为儿科大症，故又另立为四大要症。全书共分四类，每病分原因、症状、治法，叙述力求扼要，选方当从实用，庶不背学以致用之旨耳。

六、腺病即为疳痨，似宜附入疳积中，惟因疳疾末期，虽可转成腺病，而亦有直接发生腺病，不必由疳疾传变者。且成人亦患之，肠寄生虫及伤食，为疳疾成因之一，疳疾可以包括虫积与食积，但不能一见虫积与伤食，即遽认为疳疾。且治得其宜，病仅止于虫积与食积之地步，而未必皆致成疳也，故均列入一般疾患中，读者可与四大要症中之疳疾篇，互相参阅，幸勿目为割裂。

七、天痘为儿科一大要症，自种牛痘之术发明后，患者甚少，故医者每对此门忽略之，然民廿七年天痘流行，而善治者百不获一。故为唤起学者之注意起见，对于天痘一门，不辞繁复，而更集诸家之纪载，另立诊断一节，俾资参号之用。

八、各病之末，多数附以著者治疗笔记，或临床医案，以供初学者之参征。所有选入方案，均由门弟子从平日医案存根中抄录者，未遑修饰，幸指正焉。

本书出版，承海内医友惠予序文，增光篇幅（此次序吾师书者，俱属海内第一流名家，所有序文收到，均由吴钟庭师弟依次登记，顺序付印，鉴如谨志），原稿辱荷谢利恒世丈鉴定，陆源雷君修正，益臻完善，并此志感。及门高生鉴如，佐助参订，实襄斯役。罗生天华，协助校雠，并负外勤工作。吴生钟庭，负责出版事务，处理周详，均能始终不懈，殊为难能。他如张生嘉因，董生敬斋，高生仁持，周生鹤廷，吴生尔昌，唐生立吾等，或为计划，或为缮校，均甚勤奋，附志姓氏，以留纪念。今阳。

现存主要版本及馆藏地：

1942、1945 年上海苍庵讲舍铅印本，中国中医科学院图书馆、广州中医药大学图书馆等。

《儿科学》 1942 存

潘国贤编

现存主要版本及馆藏地：

1942 年中国医药文化服务社铅印本，重庆图书馆。

《幼科学讲义》 1942 存

宋志华撰

现存主要版本及馆藏地：

1942 年长春志华医社铅印本，辽宁省图书馆。

《小儿科讲义》 1942 存

中国国医函授学院编

现存主要版本及馆藏地：

1942 年铅印本，广州中医药大学图书馆。

《小儿医方》 1943 存

〔朝〕崔奎宪撰

现存主要版本及馆藏地：

1943 年京城府杏林书院铅印本，上海中医药大学图书馆。

《中医儿科学》 1945 存

袁平撰

现存主要版本及馆藏地：

1. 1945 年德发东印刷局铅印本，湖南中医药大学图书馆。

2. 1945 年济南保儿康制药厂铅印本，中国中医科学院图书馆。

《儿科更新》 1946 存

沈伯超编

编辑大意：

一、幼儿为未来主人，复兴基础，而儿科苦无善本。如中籍之不知改进，西籍之机械过甚，皆足以威胁小天使之生命！识是之故，采用《幼幼集成》与西籍《豪侯氏儿科》为蓝本；对中说则加以科学之解释，对西说则力矫其机械性，俾便医业之改进，与家庭救急之用！

二、因为胎儿弥散残废物质于母体，以致孕妇温高、呕恶等证的发现，凡此皆足以显出，孕妇的新陈代谢业已发生了问题！可知乳儿之多病，率由母体演变而来。中西医人大都不知注意此点。因此可知，由母服药，不惟收效迅速，更可获到，对一切传染病的防疫功能！尤以遗传性梅毒，苟不由乳母服药，根本无功效之可言。

三、胎产变证的救急，中西医籍，大都皆欠完善。而产期因了上述原因，变证丛生！每见母子可以两全，结果两亡，或只全其一，此类惨剧，每年不知发生若干！

四、脐风类证，原由胎毒演变而生，因为医药问题之未能改进，举世目为不治之症！每见终身十数产，而结果无一存活者，言之可惨！

五、中说的惊风各证，大都演变为西说之脑膜炎类，为求认证确切，宜取西名。惟于治疗上，中西皆有改进之必要；每见中西目为不治之病，有当天可愈之效！

六、疹痘二证，大都只知表出为已足，而于病理研究上，治疗的改进上，从无一人道及。尤以疹用表治，每有下陷之虑，幸而获全，每肇痧眼之患！

七、白喉、霍乱等一切急性传染病，中法之守旧，西法之偏信杀菌；而置正气及自然抗能于不问，皆难收什一之效，反谓某疫之惨烈，谁知乃病理与治疗之上之未能改善耶？

八、伤寒与中风（兼温病），壁垒森严，成人既以脉浮缓有汗有中风，脉浮紧体疼无汗为伤寒。愚更补充之，兼便溏为伤风（温病）兼便秘为伤寒。乳儿不能告知身疼，但见便秘兼证，便可立判。

九、幼儿因发育力之畅旺（血液循环因之而盛），故伤寒类之外感证独多。因为上述原因，而富于过敏性，故少阴证为多见，古今医籍，对此独缺！

十、水泻、滞下（赤白痢），近每以健脾为法，又谁知代谢之生碍？要知燥脾的治法，每可造成慢性脑膜炎类，如俗语久泻生风，即其一例。西法泻、涩分级疗法，每似合乎理想，谁知与事实之相反！

十一、因为伤食压迫，胃肠肿胀（西名胃下垂），俗每误为食之在胃，投以消食健脾之品，反可促或溃疡！

十二、小儿皮肤病独多，俗每以涂药为足，又谁知胎毒之为祟，中西实犯同病！

十三、乳儿脑症脊柱结核类，西人迷信手术，乃不知此先天性病，实与孕期之便秘等证有关！

十四、产后无乳，实血液循环之生碍，决非贫血。一般下乳药，不知注意此点，效不及半。苟依此处方，不惟倾杯之立弱，尤妨乳痈类之□现！

十五、以上略举数端，已足骇人听闻，笔者以医人天职，定忍坐视而无睹耶？

沈伯超自序曰：我国医药，前此以时代之界限，虽有论症之精详，治疗之特效，仍被讥为旧医，敝帚等名词。厌故喜新，固青年常态。崇拜木偶，不知应时机而进步，乃先贤精粹之所以式微！西医家虽有种种科学之佐证，但以治疗言，有若不似哈味先生发明血液循环之尤为绝对。中医同仁，头顶《内经》《伤寒》……乃不知因时代科学而证明之，焉论进步！此编者之所以昼夜每为痛心也。以儿科言，疹病至今未发见其所以致病之理，中西皆以表散出之。老练而明达者，尚知导滞益血液之本，而佐以表散尚可望救，否则祸不堪言。如婴幼之抽搐，只可代表某病之病状，中说则散风，西说减轻脑压，脑膜炎血清虽能消灭病菌，但不改变病菌所造成之病势？故虽幸而获效，仍难免脑神经证状之存在，总上诸因，此拙著者之所以应世也。因古说以扬，适所以敬先贤而光国粹，探近代以释疑，实复兴之要务；惟以苦于文字之艰涩，难悦众目。日寇投降，百废待兴，况医药尤为复兴之基，儿科一书复为保障未来主人的卫生顾问，生众图强，莫此为要！任务之艰巨，尽人皆知。实以幼婴弱质，初诞救护，痘疹喉类之治疗，非国药之宏博，则终于难以求功，执生理不能反之病床，为近代普遍现象，言之痛心！识是之弊，爰采先哲言论，证以现代科学，其与科学相违者，从而改正之。复广事搜罗，爰将依科学经验，所改正之：病理处方煎药诸法，悉公之社会，以便采用，惟成仓促，词意或有未达，望海内贤哲时加斧正是幸。河北沈伯超于三十四年日寇投降之晨。

现存主要版本及馆藏地：

1946年西安平民医药周报社铅印本，上海中医药大学图书馆、广州中医药大学图书馆等。

《实用中国小儿科学》 1946 存

胡光慈撰

汪槃序曰：国医以小儿科为最难，以其问之不得其要，切之难辨其微，长沙无专法以为治，后之医小儿者，忧忧乎难于措施也。昔秦越人饮上池之水，见垣一方，乃能爪幕揲荒。闻秦人爱小儿即为小儿医，然而未尝遗以治法。后世薛立斋、钱乙、陈飞霞、王肯堂，虽有治法，各擅专长，互相抵触，非有慧心佛眼者，莫可贯而通之，栉而理之。江陵胡光慈先生，以其诸葛之才，特达之识，本临床之经验，抽绎《中西诊治小儿》诸书，著《小儿科》上下册，匪独有益于莘莘学子，实开中国小儿科之前例。沟通中外，敷陈古今，立方则远取古人，参以新意，大法则分病原、诊断、治疗、预后等门类，至于生克气化，神而明之者，采取中医之精微，而测验审查，又取西医之定理。昔唐容川先生所著《中西医汇通五种》，所谓汇通者，不过以西医之形迹，寻求中医之气化，其自鸣得意之处，认纲油为三焦，其他率由旧章，未见新意。今光慈先生，对于小儿科学，概以西法整理之，而又不背古方，诚为中西医之汇通也。定知此书之出，不胫而走，家弦而户诵之，幼幼保婴之意，尽在乎是，良有古人“如保赤子”之心。珠浦深愿光慈先生以此书而推之，如内科妇科等等，发皇《金匮》之余蕴，扩大《灵》《素》遗薇，人人储之枕中，一一悬于肘后，吾国医学瞠乎其后者，则可凌驾而上之，吾将拭目以待。黄冈汪槃珠浦拜序。

高德明序曰：当前中医学术最基本的缺陷，我们认为是学与术的发展太不平衡，实践的经验很是丰富充实，而理论却异常落后，以致造成理论与实践的脱节，这当然是很阻碍学术进步的不幸现象，同时也是一般认为“中医不科学”的最大症结。假如我们想真正改进中医学术，那末这种尽本缺陷，是必须先予克服的。

我们敢说，只要是实际上从事过中医改进工作的人，大概都会体验到上面所说的缺陷，而本书著者胡光慈兄认识得更为深刻。因为光慈兄和我，不仅在中央国医馆是同学，而且在卫生署中医委员会、教育部中医教育专门委员会，及国立陪都中医院都共同参加过行政、教育、技术等工作，所以我们的思想旨趣相当接近，虽有时也曾因某些问题辩论很激烈，但是我们的大前提，只有一个，就是：我们决不空喊“中医科学化”的口号，而要脚踏实地的，在书本知识和实际工作的密切结合下，争取学术的进步。

因此，我们会联合国内进步的医学工作者——包括沈炎南、李汝鹏、王福民、李复光诸兄——创办了新中华医药学会，最近又决定了编印《新中华医药丛书》的计划。总之，我们要以最大的努力，运用新的方法、新的学理，来整理综结旧有经验，要使旧有经验和进步理论能够联系起来、发展起来。

胡光慈兄因为这十几年来，都在不断地从事儿科的临床和研究工作，所以这方面的知识，异常丰富。现在特将他宝贵的经验，用科学法则写成本书。这是医界中很可庆幸的事，而我和炎南因为致力的部门不同，就分任了《现代实用国产药物提纲》及《肺病临床实验录》的撰述，至于这些丛书的内容如何，读者可以自己领略不需我们介绍。不过，关于编印这部丛书的动机，似乎不妨附带的提一提。恰巧光慈兄来函嘱我写序，我一时想不出说什么，就代他说明写书的动机吧。高德明三十五年十月二十五日于卫生署。

王福民序曰：程应旄读《伤寒论》有言曰：古人作书大旨，多从序中提出。今日著书，多有凡例、目录，关于书旨、内容，纲列详明，无庸序中提出，要写序文，真难下笔，尤其非自序也。

今光慈兄著《实用中国小儿科学》付梓问世，嘱为序文，并示：不得誉扬与宣传，意在作永久纪念。如此，纯以友谊立场，则必写数言以应嘱。但既宥于不能赞美，且不会宣传，仅将所闻知本书未付印前之数事，略为述之：

卅一年春得识光慈兄时，即见有小儿病各篇散稿，时时在改易，并不择下问，遇人（无论医家病家）即从其所疑者，以求正确而校定之。彼时家住青木关，一人居城应诊，在抗战艰苦最后一段及生活不安定之环境中，不遗余力，博采众书；简炼揣摩，折衷其说，而后始定论属稿，可谓精矣！难矣！

卅三年春陪都中医院成立，光慈兄主持小儿科诊务，繁忙更甚，日无暇晷，而写作时间，则又移在夜间；昼诊夜著，劳积日久，体力因衰；加以备受寓舍二房东之肆虐，诸般扰乱，较前更苦，但为贯澈改进中医之主张，完成既定之工作，并不以为苦。迨至胜利以后，筹谋还乡，为争取较多自由时间——一求恢复健康，一求再详加校订书稿——乃辞去医院公职。以此可见作者对于本书著述之重视与苦心。

本书之付印，原拟归籍后，益求详实，不烦重经几校几易其稿，再行问世。嗣因要以抗战时期之工作，纪念其先太夫人之慈育，乃承各方友人之敦促，始允在渝付印。此光慈兄之孝思，不禁随笔记出，以报为人子者闻知，或有同感不以我为辞费者耶？

本书内容，读者当各有所获，不须介绍，惟其写作方法与目的，纯以改进中医为依归，作者恒以本书尚未为满意，吾谓若能以此方法原则治书，则不愧为时代著作，甚愿提出之。

现在本书已再版，作者体力康复，今为序言，无限欣愉，信笔书之，已忘藏拙之戒，回忆往事，恍若昨日，瞩目将来，又觉本书重订稿及新保赤书稿，似列目前，仅为序，祝作者健康！儿童健康！民国三十五年十月廿五日，王福民写于卫生署陪都中医院。

凡例：

一、本书编纂，系以科学方法，整理中国固有医学，发扬儿科治疗效能为目的，理论力求实际，新颖，文字尽取简洁明了，不特为儿科医学专书，亦可供一般人士，作为保育儿童之参阅。

二、本书所列各病，以小儿专门性疾病为主，其与成人所患疾病相同，而症候上有差异者，则兼列之，并叙述其特异之点，无差异者，则从缺不列。

三、本书共分为：小儿传染病、初生儿病、哺乳儿营养障碍病、一般疾病四编，每编按照生理系统各分数章，每章各列数病，每一疾病内分病名、病原及感染、症候及经过、诊断、预后及预防、疗法等项，俾读者有眉目清晰之感。

四、本书每一疾病之名称，均采国内习用之旧名于上，用括弧对照新名称于下，凡旧有名称之一病而包有现代疾病数种者，如惊风、白喉、疳积等病，均有释名于前，以求整齐划一。病名一项，则详载其别有名称，如麻疹又有呼为：温疹、桴疮、糠疮、疹子、痧疹、瘖子……者并于项内说明之。

五、病原及感染一项，中西并列，以求融合贯通。

六、症候及经过，古书所载，每不及现代医籍之条理分明，尤于经过则多略而不详，故本项所采，以现代医说为多，并加入作者临床经验以补充之。

七、诊断一项，包有鉴别诊断、症候诊断、病原诊断等，但于症候寒、热、虚、实之决定，概宗古义，以免诊断与治疗方法，有脱节之弊。

八、预后及预防一项，我国文献记载不多，故以新说为主，古籍可查者，亦搜于中。

九、疗法一项，包有□期疗法、药物疗法及处方、护理等，药物疗法及处方多为积数千年之经验法则，理论虽难免陈腐，而治疗效能则精密确实，故凡属现代学理治能解释者，均详为述之，以期我固有医学与现代医学治于一炉，造成新的中华医学。

十、小儿因年龄之长幼，而药物用量亦有差异，本书处方内，除一部分膏丹丸散因比例关系，列有配合分量以外，所有汤剂，均不列用量，以免药量轻重与年龄不相适合，其标准可参照“一般疾病”编后所附“小儿药物用量表”。

现存主要版本及馆藏地：

1946年重庆新中华医药月刊社铅印本，中国中医科学院图书馆、上海中医药大学图书馆、广州中医药大学图书馆等。

《幼科成方切韵》［1946］存

王闻喜撰

现存主要版本及馆藏地：

抄本，苏州市中医医院图书馆。

《小儿科》［1949］存

著者佚名

现存主要版本及馆藏地：

1. 民国铅印本，内蒙古自治区图书馆。

2. 抄本，中国中医科学院图书馆等。

《小儿百病纂要》［1949］存

著者佚名

现存主要版本及馆藏地：

抄本，南京中医药大学图书馆。

《秘传小儿科纂诀》［1949］存

著者佚名

现存主要版本及馆藏地：

抄本，中国中医科学院图书馆。

《幼儿医药》［1949］存

著者佚名

现存主要版本及馆藏地：

抄本，中国中医科学院图书馆。

《幼儿集录》［1949］存

著者佚名

现存主要版本及馆藏地：

抄本，中国中医科学院图书馆。

《儿科秘诀》［1949］存

著者佚名

现存主要版本及馆藏地：

抄本，中国中医科学院图书馆。

《度小儿诸惊症法》［1949］存

附《歌诀掐法图》

著者佚名

现存主要版本及馆藏地：

抄本，中国中医科学院图书馆。

《(抄本）儿科书》［1949］存

著者佚名

现存主要版本及馆藏地：

抄本，中国中医科学院图书馆。

《儿科通论》［1949］存

著者佚名

现存主要版本及馆藏地：

抄本，中国中医科学院图书馆。

《保赤须知》［1949］存

著者佚名

现存主要版本及馆藏地：

民国刻本，中国中医科学院图书馆。

《小儿杂症要诀》［1949］存

著者佚名

现存主要版本及馆藏地：

抄本，中国中医科学院图书馆。

《幼科证治要略》［1949］存

著者佚名

现存主要版本及馆藏地：

兰卿氏抄本，中国中医科学院图书馆。

《幼科腹症方》［1949］存

著者佚名

现存主要版本及馆藏地：

抄本，中国中医科学院图书馆。

《幼科十三诀》［1949］存

著者佚名

现存主要版本及馆藏地：

抄本，宁波图书馆。

《幼科金镜录札要》［1949］存

著者佚名

现存主要版本及馆藏地：

抄本，浙江省中医药研究院。

《儿科辑要》二卷 ［1949］存

魏世达撰

现存主要版本及馆藏地：

抄本，浙江省中医药研究院。

《儿科札要》［1949］存

著者佚名

现存主要版本及馆藏地：

抄本，浙江省中医药研究院。

《沈望桥先生幼科心法》［1949］存

沈望桥撰

现存主要版本及馆藏地：

稿本，浙江中医药大学图书馆。

《襁褓录》［1949］存

著者佚名

现存主要版本及馆藏地:

抄本，浙江图书馆。

《幼科摘锦》［1949］存

著者佚名

现存主要版本及馆藏地:

抄本，上海辞书出版社图书馆。

《慈幼集儿科》四卷 ［1949］存

著者佚名

现存主要版本及馆藏地:

串卓氏抄本，上海辞书出版社图书馆。

《儿科夏秋杂著》［1949］存

雪渔氏撰

现存主要版本及馆藏地:

稿本，中国中医科学院图书馆。

《小儿科要略》［1949］存

潘勋赏撰

现存主要版本及馆藏地:

抄本，中国中医科学院图书馆。

《幼科治疗全书》［1949］存

葛绥撰

现存主要版本及馆藏地:

稿本，中国中医科学院图书馆。

《慈幼儆心录》［1949］存

著者佚名

现存主要版本及馆藏地：

抄本，上海图书馆。

《幼科全集》［1949］存

著者佚名

现存主要版本及馆藏地：

民国刻本，浙江中医药大学图书馆。

《幼科讲义》［1949］存

孙晓初编

现存主要版本及馆藏地：

铅印本，江西省图书馆。

《纂集小儿肿病证治要诀并痘证要诀》［1949］存

著者佚名

现存主要版本及馆藏地：

抄本，广东省立中山图书馆。

《小儿保险书》［1949］存

况庚星撰

现存主要版本及馆藏地：

民国四川三台文芳斋刻本，四川省图书馆。

《儿科》［1949］存

著者佚名

现存主要版本及馆藏地：

抄本，山东中医药大学图书馆。

《儿科学》［1949］存

周自强编

现存主要版本及馆藏地：

抄本，苏州市图书馆。

《儿科病源论》［1949］存

董春雨编

现存主要版本及馆藏地：

抄本，上海中医药大学图书馆。

《儿科类集大全》［1949］存

著者佚名

现存主要版本及馆藏地：

抄本，天津中医药大学图书馆、河北医科大学图书馆。

《幼科良方》［1949］存

蔡涵清撰

现存主要版本及馆藏地：

《秋冬流感指南幼科良方合刊》本，天津医学高等专科学校图书馆。

《幼科学讲义》［1949］存

贵州国医分馆国医研究所编

现存主要版本及馆藏地：

石印本，黑龙江中医药大学图书馆。

《小儿科妇科》［1949］存

著者佚名

现存主要版本及馆藏地：

民国抄本，济南市图书馆。

《儿科秘方》［1949］存

著者佚名

现存主要版本及馆藏地：

抄本，广州中医药大学图书馆。

【痘疹】

《麻症专科撮要》 1912 存

著者佚名

现存主要版本及馆藏地：

1912 年抄本，中国中医科学院图书馆。

《痘症奇书》［1912］存

著者佚名

现存主要版本及馆藏地：

抄本，中国中医科学院图书馆。

《麻痘抄本》［1912］存

著者佚名

现存主要版本及馆藏地：

抄本，上海中医药大学图书馆。

《痘科保赤大成》［1912］存

周氏　许氏合编

现存主要版本及馆藏地：

抄本，上海中医药大学图书馆。

《痘疹选抄秘诀》［1912］存

著者佚名

现存主要版本及馆藏地：

抄本，中国中医科学院图书馆。

《小儿痘疹经验方》［1912］存

著者佚名

现存主要版本及馆藏地：

抄本，国家图书馆。

《痘疹幼科》 1913 存

顾苍竹撰

现存主要版本及馆藏地：

《好鏖遗书》本，中国中医科学院图书馆。

《中西种痘全书》 1913 存

陈滋撰

现存主要版本及馆藏地：

1. 1913 年上海医学丛书社铅印本，云南省图书馆。
2. 1919 年上海新印书局铅印本，江西省图书馆。

《痘科回澜论医赘言》 1913 存

李荣震编

现存主要版本及馆藏地：

1913 年启明印刷公司石印本，山西省图书馆。

《痘疹讲习所讲义》三卷 1914 存

闵震编

现存主要版本及馆藏地：

1914 年熙明印刷所铅印本，江西省图书馆。

《麻科辑要》 1916 存

周观成撰

现存主要版本及馆藏地：

1. 1916 年铅印本，北京中医药大学图书馆、上海图书馆。

2. 1940 年邬搜学抄本，贵州中医药大学图书馆。

《痘疹真诠》 1917 存

刘鳞（疾鳌）编

现存主要版本及馆藏地：

《梅城刘氏编医书六种》本，中国中医科学院图书馆。

《发痧全书》 1917 存

孙祖烈编

现存主要版本及馆藏地：

1917 年上海医学书局铅印本，中国中医科学院中国医史文献研究所、河南省图书馆、南京中医药大学图书馆、苏州大学医学院图书馆、湖北中医药大学图书馆、重庆图书馆、广州中医药大学图书馆等。

《痧症宝筏》 1917 存

郑奋扬（肖岩）撰

现存主要版本及馆藏地：

1. 1917 年福州袖海庐铅印本，中国中医科学院图书馆、天津图书馆、湖南中医药大学图书馆。

2. 1917 年抄本，上海图书馆。

3. 抄本，苏州市图书馆。

《秦氏痘疹图说》二卷 1918 存

秦伯未（之济、谦斋）撰

郁屏翰序曰：东坡有言：拈色而画，画之陋也，分门而医，医之衰也。是说也，论其常要，非语其变。夫业精于专，博通则可不专，精则不可。不见夫泰西之制针者，凡经十人始得出品，所以然者，盖较一手所成者，多且佳也。况医道关系人之生命，可以常而忽其变耶？若夫痘症乃先天秉性之毒，欧人以恶症视之，我国痘医若晨星，此编抄本久留余君伯陶处，受名医几经考核，爰为之梓行，以期寿世。我国地博人庶，常年痘症不知凡几，矧牛痘尚未逼及内地，允宜家置一编，则不专科者、专科不明痘者，明痘扶导正轨于生生之道，又奚可少哉。佥论既洽，因付剞劂，再书缘起如此。上海昧叟屏翰氏漫识。

余德埙序曰：《秦氏痘疹》一书，世乏刊本，转辗钞录，已佚作者之名，曩日屏翰郁丈购自沪城坊肆间，惟原书残损过半，不忍任其湮没，因质诸平书李丈，并委埙补订是书。但痘疹一科原有专家，非鄙人所能胜任，乃两君既具利济之弘愿，又有保存之雅怀，鄙人自宜任受不辞，未遑多让，谨就原书，补其残损，正其谬伪而已，不敢妄参己意也，并揭其名曰《秦氏痘疹图说》，以存其真。后之君子倘得秦氏完本，以纠正之，则幸甚。丁巳仲冬后学余德埙识于素庵。

现存主要版本及馆藏地：

1918年上海商务印书馆铅印本，中国中医科学院图书馆、中国中医科学院中国医史文献研究所、北京中医药大学图书馆、山东省图书馆、河南中医药大学图书馆、吉林省图书馆、上海图书馆、上海中医药大学图书馆、南京中医药大学图书馆、苏州市中医医院图书馆、湖南中医药大学图书馆、成都中医药大学图书馆、福建中医药大学图书馆等。

《（汇纂）麻疹新编》二卷 1918 存

黄政修撰

蔡振坚撰作者传曰：黄君，讳政修，字廉如，节孝苏安人冢嗣也。父茂才，讳调元，号赞君，生廉如昆仲二人。廉如甫数龄，赞君早逝，安人刻苦自励，抚孤课读，严同父师，卅年如一日。廉如旋受知督学使者曹宗师门，补博士弟子员，乃为安人乞旌，有“母氏青年居孀，孤甫数龄，韭粥束脩之需，皆出十指”之言，可谓知母矣。君读书不苟为章句学，尝览《汉书·艺文志》所载《黄帝内经》十八篇，知长沙《伤寒杂病论》《金匮玉函经》皆发明《灵》《素》之旨，嗜之弥笃。时出其术活人，试之辄验，因是求治日众，名噪一郡。喜与郡人士朱工部雨樵、邹司谕骏如、方明经子翼诸君游，以诗酒相酬唱，诸君余友也。生子二：毓材、毓华，皆茂才，世其医。晚年著《麻疹》一书，成一家言，秘不示人。余曰：兵荒未必杀人，世无良相也；疫疠未必杀人，世无良医也。小儿之痘疹，即大人之疫疠，愚妄不以为岁气而以为胎毒，非通论也。君著《麻疹新编》，其哀此百万幼稚而拯其天灾乎？今春，廉如次孙焕琮茂才刊君《麻疹新编》一书行世，丐余一言为传。余不文，何足传君，顾余与君雅有过从，而令孙焕琮茂才能传祖砚，又不鄙老丑，时以诗文见征，人琴之感不能默然于中也，于是乎传。民国丙寅仲春，闽中富屯世愚弟砺斋蔡振坚敬撰。

陈拗序曰：儒者呫哔一生，侈谈古博，问其书，则曰唐虞三代而已，汲冢、禹穴之藏，金石图画之秘而已，然究不若医家之书为最古且博。故吾尝谓：世无名医也，有之则必自通儒始。医书创自轩辕、岐伯，厥后则为伊圣之《汤液经》，若汉淳于意所上文帝表内诸书名，亦皆见所未见，书之最古者也。其衍博处则如痘症一门，传自西域，麻疹附见，凡数十家书，既浩无涯矣。读又嫌于漫散，倘非通儒，乌足以穷其源而汇其流也。而世之呫哔小儒，乃蚩蚩然以古博言，亦足笑人也。前辈黄廉如先生者，清光绪间以名诸生教授乡里，于书无所不读，尤能穷极《内经》《难经》之古奥，中外症治之博洽。晚岁以医名，凡造门而谈医书者，或不能断其章句，辨其辞义，而先生独言之滔滔，洵通儒也。当时手辑医方、医按及注解诸医书多散失，惟《麻疹》一书汇为二卷，定作初、中、末三法，尤费苦心，其家独宝藏之。先生之少君亦读书能文，以医世其业，不幸与先生相继逝。今其次孙聘九，医之具有衣钵者。余初不之知，但闻其弱冠入邑庠，颇有文名，然亦未之见也。去年夏，从诸君子后来郡纂修邑志，征求二百年来艺文之选，审知廉如先生必有著述足以备一格者，爰向聘九索其遗藏而得是书，独惜余不知医，无以阐先生之奥妙。往者读“阴秘阳宣”之说，“风淫气化”之篇，“司天在泉”之图，窃叹亘一方人不我洞见，而半生呫哔之不足以言儒，实深有愧于我先生也。先生学问已见于序及凡例中，余尤喜先生能诗，昔曾于朱部曹紫佩、黄通判护酬唱稿中见之，亦足以窥一斑。然于先生为余事，故不叙，叙其医之通于儒者，梓以行世，俾后来专门名家得以因先生之书识余名于简端，斯幸矣。是为序。民国七年仲秋之吉，同邑晚生陈拗拜撰。

何履祥序曰：黄君聘九，以其令祖廉如先生所著《麻疹》方书将付剞劂，命余为序。余曰：此孝思之念也，保赤之心也。回忆昔年与聘九之尊人秀岚君为文字交，每观其插架医书，汇数百种，不胜望洋浩叹。固知古之名医著书立说，发明精蕴，皆通儒硕彦，医道若是其难哉！先生博览群书，以名诸士负医重望，而《麻疹》一编特其绪余，盖深恐世之误于俗手，漫投药剂，不审方向，不辨气候，杀是童稚无算，因而慎考博稽，以著是书。考之秦汉以前无是疾也，自马伏波征交趾，军士传染，乃有麻疹之患，故世谓之虏疮。呜乎！海外之输毒中国者，岂特麻疹已乎？被其毒者，心性颠倒瞀乱，失其本来耳。此非孺子之灾疾而天下之至悲痛也！余少时见先生道貌，寡言笑，肃容仪，粹然儒者。先生事节母以孝闻，不独医学之名高足以垂世立教，其庸德庸行，又为近世士夫所不可及矣！世侄养吾何履祥拜撰。

黄政修自序曰：古来医书之多，汗牛充栋，其一切症治，先儒固已备言，后人何容置喙乎！独麻疹一门，遍考诸书，从无专学，间有一二及此，无非附见痘书之末，一皆简略不详，何怪儿科之莫能举措也。近阅阛阓中往往以治痘之方治麻，在前不知宣表，在后不知清解，非误用温补，即专恃寒凉，医鲜熟手，疹儿之殒殁者多矣。矧自西洋牛痘传入中国，而世之司乎痘疹者已无专科，至捻匪发逆播窜东南，医书之失于兵燹者又复不少。诚恐历年既久，古书湮没，而斯道愈不可问也。余是以博采群书，参以管见，几阅暑寒，勒成是编，上下分为两卷，上卷首列“麻疹精义条治要旨”及“初、中、末三法”，下卷采集古方，订以歌诀，兼附药性宜忌，不揣固陋，胪列于后。俾未习岐黄者可按方以拯其缓急，即素知方脉者亦可参观而得其变通，后有高明者出，再为参削校正，则余之厚望也夫！清光绪己丑年春正月，闽中五溪后学黄政修廉如氏谨序。

建瓯医学研究所同人跋曰：黄廉如老前辈为近代通儒，不多著述。所编《麻疹》两卷，名言至论，有救于小儿胎毒者，类能发前贤之所未发。文孙聘九不敢秘为家宝，付之手民。同人等实怂恿之，盖《井中心史》终当寿世，敢云发潜德之幽光哉！建瓯医学研究所同人谨撰。

现存主要版本及馆藏地：

1918、1928 年建瓯兰新印刷所铅印本，天津图书馆、上海中医药大学图书馆、苏州市图书馆、浙江图书馆、江西省图书馆、广州中医药大学图书馆。

《小儿痘症要诀》 1921 存

著者佚名

现存主要版本及馆藏地：

1921 年抄本，中国中医科学院图书馆。

《麻科活幼》 1922 存

著者佚名

现存主要版本及馆藏地：

1922 年泸县鸿文书局石印本，云南中医药大学图书馆。

《舟仙瘄述》三卷 1924 存

刘舟仙撰

汤滨濬弁言曰：余素不知医，亦不信医。尝读俞曲园太史《废医论》而默焉心许，此以知余之于医，实未得其门之故也。及门刘君舟仙少长多病，乃博览医书，精究医理，阅数年而宿疾既愈，精力益复强健。爰推己及人，此间戚党中有患病者，偶为诊治立即奏效，于是踵门求医者日不暇给。因鉴夫近年以来，天花流行，而小儿之厄于麻疹者，为害尤烈，乃又考求瘄疹一科。适同里邬君翼孙家藏有其族叔祖雍水先生手抄《瘄科》一书，中多经验之论，惟不著作者姓名，嗣又觅得坊刻本郑氏《瘄略》与郑氏《保赤金丹》两种，参观合校，乃知三书实出一手。然其间详略互异，前后错杂，想系辗转传钞所致，乃为之整理，其次第考证其得失，又益以张氏《医通》所得，厘订一书，编为三卷，名曰《瘄述》，首述论说，次述治例，三述方药。书成持以示余，余于医学不能赞一词，惟念吾岱僻在海外，既乏良医，又无良药，偶一患病，往往束手无策。至小儿之症，则痛苦既不能言医药，又无可施。一有不幸，辄相诿于命数之无可如何，而不知其中之误于失治与误于治之不得其当者，已不知凡几矣。刘君能见及此，其意甚善，抑吾闻之邬氏雍水先生之嗣君友枞先生，曾欲将抄本《瘄书》刻之，以广其传。因力有未逮。而止今刘君推邬氏未竟之志，且为之汇参，说以臻美备讵，不可谓有心人哉。余虽不知医，而保赤之心则不能自已，因书数语于简端而归之，并怂恿其亟付诸梓，以为小儿福。中元甲子浴佛日遁庵居士汤滨濬。

作者自序曰：近世医书，汗牛充栋，独瘄子一症，世少专书。间有论及，非附见于内科诸书之末，即与痘科并为一谈，无怪乎瘄症盛行之时，病家急欲求医，而一般操医师之术者，诿曰此小儿之恙，宜延儿科诊治。而业儿科者，又以见其论症立方多与痘症互见，慢不加察，每以治痘之方混合施治。实则痘发于脏，属阴；瘄发于腑，属阳。脏腑阴阳悬殊，治法判若天渊。调治乖方，轻者变重，重者致死。虽天地戾气之交加，造物者默行其杀运，未能全恃人力以挽救，而疗治之法，自不可不讲求也。鄙人幼承家学，攻制举业，自科举废后，迂腐之学知无益于世用，乃翻阅医书以度日，间有所得，亦为人治疗。由近而远，虽不欲以医名，而踵门求治者，时有其人。岁在辛酉壬戌之际，乡里瘄症大作，沿门传染，儿之夭枉于是症者以千百计，目击心伤，爰取家藏医书，检点诸家，各有发明，惟张石顽《医通》辨症用药最为详晰，尤合于近时风气。全书卷帙浩繁，儿医度未能家置一篇，因择要抄录，为是症暗室一灯。适有友人邬翼孙君，出其家藏经验《瘄略》一书相质正，其书系手抄本，前后次序错杂，又不详作者之姓氏，惟篇中有云"舍亲袁云山，不吝枕秘，并授口诀"等语。至其他各论，与坊间所刻郑氏《瘄略》及郑氏《瘄科金丹》两书雷同处甚多，知三书同出一家。郑氏《瘄略》刻于清道光间，署鄞县程公璋为之序，全书仅得邬氏抄本之半，而《金丹》一书刻于清光绪间，将原书改头换尾，几失庐山真面，惟卷首序文仍刻程公原序，而其孙行彰自序云其祖父卜年公得之于异僧传授，尤所不解。统三书而观之，邬氏所藏实为真本，其书中辨症论治多从《黄帝内经》立论，一切兼症变症亦较张氏《医通》为详备，似郑氏确为瘄科专家无疑。惟时世变迁，方药异宜，古方不能治今病，郑氏原本多用桂枝、升麻、桔梗、麻黄温燥升提之药，诚如张石顽所云：麻为风热，药宜凉润。即郑氏后人所刻《金丹》内，亦采张氏之论，将上药概从删去。今予所录，分为上、中、下三卷，上卷采诸家之论为瘄症之提纲，中卷治例一本张氏《医通》原书，其兼症变症则采郑氏《瘄略》以补足之，下卷方药凡见于上中两卷者，录之以便检查。非敢云瘄症治法尽在是焉，但使世有患是症者，仓猝不及延医，将取是书而对症用药，必能多所救全。或延医至未能必其治之恰当与否，将取是书而比较用药，庶几有所折衷焉。书既成，自愧学识谫陋，仅将古人之书抄录一过，未能一言有所发明，因定名曰《舟仙瘖述》，亦聊以明述而不作之意云尔。

陈春阳序曰：夫痘、瘖为小儿两重难关，今痘则改种牛痘，已免去一重危险，惟瘖则仍无法避免，是以瘖科之书，大有选择必要。盖瘖之将出正出，以至正没收功，其间过程变化多端，危险殊不减于从前本痘，倘医药调护稍有失当，难免祸生不测。此不特为医者当深研熟究，即家庭为父母，亦宜具相当常识。如何为天然顺瘖，可免除服药，如何为太过不及，有医药需要，调护如何为得当，饮食如何为适宜，均应密切注意者也。《舟仙瘖述》一书，集各家菁华，至为丰富，其立论之透澈，分症之详明，立方之准确，应有尽有，便于查阅，实超任何瘖书之上。医士得之可作治瘖准绳，家庭得之可作出瘖宝鉴。虽立方必经医手，而检阅可察病情，诚为医医必备，家家必备之宝笈也。余得此本，叹为瘖书观止，深惜书中未详年月，并未详何家出版，及何地购买，鉴好书之未能普及于世，心殊耿耿，为特征求善士，集资印送，聊为福儿之一助云。民国二十七年春月，陈春阳序于海上阳春医庐。承索地址：霞飞路三九八弄五凤里十号同德昌号大马路石路北香纷弄，陈春阳医寓。

现存主要版本及馆藏地：

1. 1924 年著者铅印本，中国中医科学院图书馆、山东中医药大学图书馆。

2. 1936 年上海国医学会铅印本，中国中医科学院图书馆、上海中医药大学图书馆、安徽医科大学图书馆、湖南中医药大学图书馆等。

3. 1938 年陈春阳铅印本，北京中医药大学图书馆、河南中医药大学图书馆、山西省图书馆、辽宁省图书馆、安徽中医药大学图书馆、成都中医药大学图书馆、福建中医药大学图书馆等。

4. 铅印本，中国中医科学院图书馆、陕西省中医药研究院图书馆、上海图书馆、上海中医药大学图书馆、宁波图书馆、浙江中医药大学图书馆。

《经验种痘神方》 1924 存

俞筱云编

现存主要版本及馆藏地：

1924年上海宏大善书局石印本，黑龙江省图书馆、安徽中医药大学图书馆

《麻科易解》1924 存

附《儿科杂治》

刘桂蔬编

现存主要版本及馆藏地：

1. 1924年著者铅印本，湖南中医药大学图书馆、广州中医药大学图书馆。

2. 1932年刻本长沙积善小补堂藏板，中国中医科学院图书馆、湖南省图书馆、中山大学图书馆。

3. 1942年长沙刻本，北京中医药大学图书馆。

《麻痘问答》 1924 存

著者佚名

现存主要版本及馆藏地：

1925年唐成之抄本，中国中医科学院图书馆。

《麻疹疗治法》 1925 存

李天佐撰

现存主要版本及馆藏地：

1925、1928、1937年上海中华书局铅印本，河南省图书馆、江西省图书馆、广州中医药大学图书馆等。

《痘及种痘》 1926 存

钱守山等编

现存主要版本及馆藏地：

1926、1937年上海商务印书馆铅印本，重庆图书馆。

《痘疹学讲义》 1927 存

古绍尧编

现存主要版本及馆藏地：

1927 年广东中医药专门学校铅印本，上海中医药大学图书馆、广州中医药大学图书馆。

《(秘传) 小儿痘疹》 [1927] 存

著者佚名

现存主要版本及馆藏地：

抄本，中国中医科学院图书馆。

《麻科会通》二卷 1928 存

〔朝〕丁若镛编

现存主要版本及馆藏地：

1. 1928 年京城府新朝鲜社铅印本，中国中医科学院图书馆。

2. 1938 年铅印本，上海中医药大学图书馆。

《麻疹医医》 1930 存

邹抱一撰

现存主要版本及馆藏地：

1930 年铅印本，河北医科大学图书馆、湖南省图书馆。

《中西痘科合璧》 1930 存

卜子义等编

现存主要版本及馆藏地：

1930 年上海中华书局铅印本，吉林省图书馆、上海中医药大学图书馆、安徽医科大学图书馆、云南省图书馆。

《麻疹专论》 1930 存

李聪甫撰

现存主要版本及馆藏地：

1930、1940年唤民书局铅印本，中国中医科学院图书馆、北京中医药大学图书馆、陕西省中医药研究院图书馆、上海中医药大学图书馆、安徽中医药大学图书馆、浙江中医药大学图书馆、贵州中医药大学图书馆等。

《中国痘科学》 1930 存

卜惠一编

作者自序曰：学太浅，不足以编帙。是稿之成，特临症治验及参观书中捃拾摄漏已耳，若谓携此即能研深，惠一唯唯否否，质疑于君子也。阅者宜先鉴之，此纂要之由来，对于斯道，不无小补，竟不敢谓痘科教本，在于斯也。中华民国十九年七月一日编者识。

编辑大意曰：

一、本稿分“天痘”“种痘”二章，有遵用先师者，有自出心才者，其他内外各科，概不列入，故名曰《中国痘科学》。

二、二章之中，又析若干条目。如第一章“天痘”，分出痘之形证、限期之判别等；第二章“种痘”，分种牛取浆法、牛痘刺种法等，俾清眉目。

三、本稿所列之次序，即为初学者研习之阶梯，苟能循序拾级，即能豁然贯通。

四、痘科虽大致如此，然限于篇幅，终觉未尽，不敢以此默守一室。更望初学者，由此上进，以求深造。

五、尝闻我国各症之中，以传染病为多。各传染病之中，以患痘症为险。此编者，所以斤斤于斯，三致意焉。

六、本稿始于民国十五年六月，成于民国十九年六月，虽少费斟酌，难免错误，尚希明眼校正，补遗为幸。

现存主要版本及馆藏地：

1936年上海中医书局铅印本，上海中医药大学图书馆、广州中医药大学图书馆。

《天痘与牛痘》 1931 存

黄渭卿撰

现存主要版本及馆藏地：

1931 年中国医药书局铅印本，中国中医科学院图书馆。

《种痘学讲义》 1932 存

吴介诚编

现存主要版本及馆藏地：

1932 年铅印本，四川省图书馆、四川大学医学图书馆。

《种痘学》一卷 1932 存

吴大猷撰

现存主要版本及馆藏地：

1932 年成都市国医讲习所铅印本，成都市图书馆。

《麻科药性》 1932 存

黄侗辑

现存主要版本及馆藏地：

1932 年朱畅园抄本，中国中医科学院图书馆。

《麻疹自治》 1933 存

楼国荣编

现存主要版本及馆藏地：

1933 年上海文明书局铅印本，吉林省图书馆、上海中医药大学图书馆。

《麻痘蠡言》 1933 存

陈伯坛（英畦）撰

周之贞序曰：余有章句癖，对于仲景书尤癖，对于先生之《读过伤寒论》《读过金匮》二书更一癖而别无他好。客有讽余者曰：吾袖一卷书，能医仲景毒。余初疑其又挟温病以儆伤寒也，讵料其忌先生甚于忌麻痘，意谓余之所阿也，显从此老之陈腐气传染得来，思以新发明之传染毒一小本，为伤寒家下针砭也。余不特不加斥，反喜其人大可教。以彼既效忠告于余，必乐受余之忠告，就举《麻痘蠡言》之精义为药石，庶几觉悟其昏迷。明告之曰：是篇即《内》《难》《伤寒》《金匮》之无字书，融会无字为有字，又可作前圣人之有字书观也。客未达，转以闻道属诸余，相与论文三阅月，始恍然于一般麻痘家皆自绝于仲景之门。故流毒每起自庸工之手，往往治术穷则群趋于种痘，岂知种痘当如蜂酿蜜，毋为蚊噆肤。常有种而复出之痘，或面凹而洞底石臼痘相若，或头大而义脚螺疔痘相若，凡此都非秀实之苗，多是不良之莠。幸在一粒痘不成问题，倘或惹得一身无美观，夫非医者阶之厉耶。可知种痘有效有不效，亦可一不可再。痘也，麻也，同是与生俱来之旧染，皆非能害人也。乃医药先害及应有麻痘之躯，死机已伏，而麻痘为之殉，故痘凶麻亦凶也。亦非点点先天毒逐年继长也，托始于肾则肾为蛰藏，假令脏真之通常无恙，在火气之游行无恙，在麻痘亦久安于阴阳互根之中，不出元牝之门而自若，随时可以有吉痘，随时可以有吉麻也。此得自先生知源之论，余则愿为传道之下走，果多数人不以狂瞽见弃也，差可自豪矣。客聆言低回而若有所思，余知其已神往于长者之前，望着案而心写。余曰：人之笃好，谁不如余，且有耳先生之名，恨未窥其一斑者，肯令是篇沦入故纸狼藉中耶。余不自禁出资制电版，印五千套为赠送品，非仅以一单行本尽先生之长。特是篇之作尤悲悯，则思与著作并传也，知余言之必纳矣。书成，客怀数十册以去。是为序。时民国二十二年岁次癸酉十二月谷旦，顺德苏群周之贞撰。

现存主要版本及馆藏地：

1. 1933 年伯坛中医学校影印本，中山大学图书馆。

2. 1933 年石印本，中国中医科学院图书馆、上海中医药大学图书馆、广东省立中山图书馆、广州中医药大学图书馆等。

《中国麻痘学》 1933 存

朱寿朋撰

现存主要版本及馆藏地：

1933 年上海医界春秋社铅印本，青岛大学医学院图书馆、上海中医药大学图书馆、安徽医科大学图书馆。

《天花与种痘》 1933 存

内政部卫生署编

现存主要版本及馆藏地：

1933年铅印本，江西省图书馆。

《实验痘科秘传》 1933 存

周伟呈撰

现存主要版本及馆藏地：

1933年开封郁文石印本，河南中医药大学图书馆。

《痘科讲义》［1933］存

李钰琳编

编者按：《中国中医古籍总目》载该书作者为“李玉琳编”，经核实该书1933年铅印本，此书又名《李钰琳氏痘科讲义选编》，作者名为李钰琳。李钰琳（1889—1981），广东省开平县人，为广东省名老中医，擅长中医妇科、儿科、内科，著有《血证指南》等。

现存主要版本及馆藏地：

铅印本，广东省立中山图书馆。

《小儿痧痘科》 1934 存

陆清洁编

现存主要版本及馆藏地：

1935年上海世界书局铅印本，首都图书馆。

《时氏麻痘病学》 1934 存

时逸人撰

张赞臣《时逸人医师小史》曰：江左时逸人先生，年四十三岁，原籍无锡，洪洋□时，祖迁仪征，居住已历六十余年。民国年间，曾迁镇江。

自民五从医以来，研究医学，极多心得，曾散见于《绍兴医药学报》《余姚卫生公报》、杭州之《三三医报》、南京之《医药卫生报》等，著述甚多，素为医林所钦佩，并兼任其他各地医报之撰述。热心研究医学，且能持之以恒，故有超人之成就。民国十七年在沪，创设江左国医讲习所，编《中医建设问题》，并担任中医专门学校教授、中国医学院教授、《卫生报》编辑等职务。民十八年赴晋，任山西中医改进研究会常务理事长、编辑主任、医校教授、医院医师等职。著有《时令病》《传染病》《妇科》《病理》《处方》《审查验方》等，主编《山西医学杂志》垂十载，并又兼任山西省卫生委员会委员、山西国医分馆馆长、太原市医师检定委员会委员、太原市中医公会主席等职，并曾供职中央国医馆理事、推行处主任、学术整理委员会专任委员、编审委员、卫生署中医委员会常委、中国医学教育社理事等职。廿八年秋至沪，创设复兴中医社，以谋贯澈整理中国医学之主张。赞臣与先生缔交垂廿载，谨志所知，以介绍于医林之同志。已卯冬月武进张赞臣谨志。

时逸人自序曰：麻疹痘疮，皆属急性传染病。古代医家，于预防治疗等项，有专科研究，足供吾人所取法。独惜以胎毒传染，为争执之焦点，宜凉宜温，为门户之派别。现代病原之说进步，遗传病毒之学发明，则胎毒问题，可以解决。寒与热，为体质上充血与贫血之机转，随时有发生变化之可能，属病症中之兼发症，不得认为病之来源，是当以遗传性毒素，及传染本病毒素为原因，而以风寒感冒食滞受惊等，为临时之诱因。治疗法程，在恢复身体上之障碍。障碍既去，功能恢复，病状即行解除，此中医之特点，麻痘病症，尤为适用，故言之以为世告。

幼科以麻痘惊疳，为主要之四大病症。余于廿年间编《急性传染病学》时，麻疹痘疮之证候治法等，率皆列入。因痘疮为法定九大传染病之一，麻疹为最易普遍流行之疾患，故对于证候之确定，原因之探讨，病理诊断之研求，方药之选列，均曾经相当之研究与经验，方行编入者，一管所窥，殊不足以发挥医学之底蕴。上年某生将《传染病学》中一种病症略加增润，印成单本，沪上医家，且有推许其为空前之创作者，由是可知，余之学说，未必全非也。庚辰之春，将旧著《时令病》《妇科》《传染病》各书，加以修订，在沪付印。麻疹痘疮，向曾列入于《传染病》中，兹因该书罗列急性传染病有廿余种之多，本篇反不甚显著，每为阅者所忽略，故特另印单本，分列定名、略史、原因、病理、症候、诊断、预后、治法、处方、预防、看护等。其中有与前本互异之处，即修订之显著者。

痘疮危险虽因种痘而减少，却不因种痘而消灭。有不及种痘而发者，有已种痘而仍发者，且有恃种痘之预防，不复研究治疗方法，一旦痘发，无所措手，是一非种痘之误，乃不明种痘功效，为预防性质，及不讲治疗方法之误也。故本篇将其发生原理，经过程序，及治疗方法，详细叙述云。庚辰七月七日时逸人氏重订于上海旅次。

编者按：《中国中医古籍总目》载："《时氏麻疹病学》，时逸人撰，1934、1941 年复兴中医社铅印本。"根据中国中医科学院图书馆藏本，此书封面页题名《时氏麻痘病学》，书中有时逸人自序云："麻疹、痘疮，皆属急性传染病……此中医之特点，麻痘病症，尤为适用，故言之以为世告。"本书分为"麻疹"、"痘疮"两个部分，故名"麻痘病学"。《中国中医古籍总目》著录的《时氏麻疹病学》，实为将《时氏麻痘病学》书名中"痘"误作"疹"。

现存主要版本及馆藏地：

1934、1941 年复兴中医社铅印本，中国中医科学院图书馆、上海中医药大学图书馆等。

《痘科入门》 1934 存

陈景岐编

编者按：《中国中医古籍总目》著录该书版本为："上海中西医书局铅印本。"经核实原书，扉页有"上海中西医药书局印行"字样，封底有"中西医药书局出版"字样，《中国中医古籍总目》误将"上海中西医药书局"著录为"上海中西医书局"，脱一"药"字。

现存主要版本及馆藏地：

1. 1937 年上海中西医药书局铅印本，河南中医药大学图书馆、辽宁省图书馆、安徽医科大学图书馆。

2. 《中国医药入门丛书》本，国家图书馆、中国中医科学院图书馆、北京中医药大学图书馆等。

《疹科心法》 又名《王氏家传疹科心法》 1934 存

王功镇（静斋、逸民）撰

王泽宽序曰：医学之道，包罗万象。明运气，识化机，分经络，晓阴阳，由脉断症，通常达变，非儒者不能究其真理，非真传不能贯其幽微。医之关乎人生大矣哉，吾乡宗兄静斋，曲水逸民，乃其别号也，少年勤学，习举子业，时即酷嗜岐黄，其祖精一公，其先君晋封公，为历下两代名医。断病之神奇，迄今人多盛称之。而静兄朝夕趋侍，口传心授，已得医理密奥。迨至清末，科场废弛，即厕身军务，掌理文书。民十后，宦游冀北，历官两任，每于公余之暇，对于《灵》《素》《玉函》等经，未尝辍读。戊辰致仕，归寓析津，日与萧龙友、孔伯华、杨浩庐、汪尧民平津诸大名医游。其学业益臻化境。近鉴于时令不正，病者日多，悯世人择医之难，庸医误人之害，著《养生医药宝鉴》一书，分为五大主旨：一、尽情，言医理不背乎人情也；二、却病，使人人可得摄生之术也；三、病因，罹疾之源，必有所因也；四、治法，言人所患病证，治之必有专法也；五、成方，若急症不及延医，可查方以救急。不蹈流弊之害，其寿世寿人之心，可见一斑。该书尚未完全脱稿，其中有《王氏疹科心法》一种，确系家传，为痘疹书之所罕见，对于痧麻之症，理精义详，条目分晰，不但为养生家之宝筏，亦可备医界之参考也。第今冬，气候温暖，瘴雾频生，疫疠难消，须防伏气，久乏雨雪，冬行春令，燥气流行，伤人阴液，故麻疹、猩红热等症，已经发现。来春温病较剧，当可预卜。余有鉴于此，即醵资先将是书付刊，俾人人知是症之原理，用药之标准，使病家有所适从，藉以偿静兄济人之宏愿，非敢曰善，略为社会一助耳。爰以余之所知者，濡笔记之，以弁其端。甲戌冬月陶山王泽宽敷五氏书于津门在庐。

编者按：《中国中医古籍总目》著录：“《疹科心法》，又名《王氏家传痘疹科心法》。”经核查原书，该书原名《疹科心法》，又名《王氏家传疹科心法》，《总目》衍一“痘”字。

现存主要版本及馆藏地：

1934、1935 年逸民医庐铅印本，中国医学科学院图书馆、首都图书馆、河南中医药大学图书馆、上海中医药大学图书馆、湖南中医药大学图书馆等。

《种痘与治疗》 1934 存

张玉达撰

现存主要版本及馆藏地：

1934 年上海校经山房铅印本，江西省图书馆、福建中医药大学图书馆、广东省立中山图书馆。

《绿槐堂麻瘄良方》 1935 存

著者佚名

现存主要版本及馆藏地：

1935 年慈溪德余堂铅印本，上海中医药大学图书馆、安徽医科大学图书馆、安徽中医药大学图书馆、浙江图书馆等。

《痘疹症治辑要》 1935 存

陆均衡编

现存主要版本及馆藏地：

1935 年梧州寄春医庐铅印本，广西壮族自治区桂林图书馆、广西壮族自治区图书馆。

《小儿痘疹科》 1935 存

陆清洁编

现存主要版本及馆藏地：

1935 年世界书局铅印本，中国中医科学院图书馆、四川省图书馆。

《痘科学》 1935 存

缪俊德撰

缪敏之序曰： 医之文，从酉或从巫，作毉。故古以巫医合名，已示人以神秘矣。世俗积习，以病为天谴神怒。于儿童之痘为尤甚，名之曰天痘、天花。而于痘之病原茫然，患者且祈禳于痘神，其惑几不可化。自欧人牛痘术行，而危险减杀其泰半。吾人无不有出痘之时期，且有出痘二次者，虽少曾种牛痘，至中年往往染此危险，视幼少为剧。业痘科者，大都执旧医本，按方以治之，而有效与否，不可知。夫病皆有菌，菌之传布，非悉力防御之，恒苦束手。本家俊德从皇汉医籍中，参合西人之科学，著为此篇，已为海上医界所推许。思自有以广之，俾人人皆有此常识。患者治者，同得有自救救人之方，殆佛家所谓大功德也欤。或戏谓予曰，今人多言人体美，苟无痘疮，面有痘痕者必少。或又曰，西人苏格拉底亦面有痘痕也。往事已矣，愿后之来者，毋徒信自然，多谈神鬼，而同具医疗之常识也。是为序。乙亥夏月寄归庐主人缪敏之撰。

章巨膺序曰：民元以后，吾国医学受外侮之凭陵，岌岌不可终日。顾医林作品如雨后春草，怒茁滋生，大别有三种：上焉者，有精当之说理，有新颖之发明，著书可以傅后立说，永垂不朽；其次者，博稽旧籍，为罗辑工作用备，检查亦足多也；下焉者，乃□袭成言，冒充著作，欺世盗名，品斯下矣。顾上者有精当新颖之学说，而整理工夫是其所短，故名作往往无系统。若夫专为罗辑工作者，著述有系统而无新颖之发明，未见两能相兼美者有之。缪子俊德，痘疮篇之作也。

痘疮病领候，恶□化多，预后多不良，自谓万能之西医且视为畏途，曩曾治亲戚邵姓孩出天花，邵迷信西医，而竟无对症疗法，一任病毒之进行，但施消毒工作□至喘逆痉厥，遍身如□蛙。至无可奈何，始顾余论治，进人参鹿茸。等得不死，自后每遇此证，守温补化毒法，无不应手。每见庸论，不辨显□逆且味于病理，例以痧疹法施治，甚且以时方应付，故患此者，不败于西医之因循敷衍，即坐误于庸伧之时方应付。今缪子此作，于病原、病历、病理、病状、诊断、治疗，言之綦详，大法以温补化毒，俱中肯綮，说理允称精当，编述具有系统，是诚兼善二长者也。

本篇初应铁樵医药事务所征文之作，余喜其有发明、有条理，选置冠军，复怂恿其刊印行世，俾社会人士咸知痘疮治疗，此善于彼。并以昭告同仁，治痘大法庶几，赤子夭殇减少，功在保赤，缪子有焉。癸酉初冬章巨膺拜序。

缪俊德自序曰：存不忘亡，安不忘危。治医上工多防患于未然，学识经验宜于平日之素养，此本书之所由作也。喜成就正于恽师铁樵，而章先生巨膺怂恿付印，灾祸梨枣，愧感交集。然斯书内容务求详明，立论多取新义，读者参语征旨实地征验则胆由识增，识自学来视痘科虽烦而不难，患者居险而自安矣，振医学之□绪，行济世之婆心，当与海内同仁共勉之。中华民国二十四年六月九日缪俊德识。

现存主要版本及馆藏地：

1935 年上海千顷堂书局铅印本，山西省图书馆、上海中医药大学图书馆、安徽医科大学图书馆。

《痧疹痘科病问答》 1935 存

蔡陆仙撰

蔡陆仙提要曰：痧痘为小儿所不能免之病症，然其难不在治法，而在看法，从来业是科之精者，俱各有师承秘授，不肯告人，此诊断之所以为难欤！本编选辑是科专书不下数十种，再参以经验所得，将辨症精华全盘托出。据书诊治，于痧痘各种病症，无一不了如指掌，而对症下药尤极便利异常。备此一书，不特小儿之福音，亦业是科者必读之专书也。

现存主要版本及馆藏地：

1935、1936 年上海华东书局铅印本，山东省图书馆、江西省图书馆、重庆图书馆、广东省立中山图书馆。

《麻疹》 1936 存

薛润珊撰

现存主要版本及馆藏地：

1936 年铅印本，上海中医药大学图书馆。

《近世牛痘学》 1936 存

黄本然撰

现存主要版本及馆藏地：

1936 年上海中医书局铅印本，上海中医药大学图书馆、广州中医药大学图书馆等。

《麻疹全书》 1936 存

林介烈（俊亮）撰

现存主要版本及馆藏地：

1936 年汕头育新书局铅印本，上海中医药大学图书馆。

《天花大全》 1936 存

楼国荣编

现存主要版本及馆藏地：

1936、1939 年上海文明书局铅印本，首都图书馆、北京中医药大学图书馆、山东省图书馆、辽宁省图书馆、江西省图书馆、云南省图书馆。

《麸疹约要》 1936 存

著者佚名

现存主要版本及馆藏地：

上海道德书局铅印本，吉林省图书馆。

《瘢疹菁华》 1936 存

罗绍文编

罗绍文自序曰：小儿夭寿，虽关天数，亦由人事。如瘢疹一症最为危险，倘治不如法，即诸症丛生，或将息失宜坏症迭起，何能望幼而壮、壮而老哉？古有《颅囟经》，治法简略。自北宋钱仲阳出《儿科治备》，瘢疹则分未显已。从观色查形，其法虽明为指掌，而方金石俱多，宜于古而不宜于今。逮明万密斋以三代儿科名世，虽法宗钱，而用药处方择状况而从，不为钱所囿。迨缪仲淳、叶香岩诸名家辈出，用法愈精，其方愈备，丝丝为扣，诚小儿之金针慈航也。但其精微散见各书，浩为烟海，难免望洋兴叹。愚自汉皋归，柬见小儿患是症者，较他省尤夥。每多夭亡，心窃伤之，因竭数月之力，积诸君子所长，为病源、初显、已发、收靥。四门内中，又分胎毒、时感、种类、预防、脉法、审病、禁忌、初治、外治、期限、辨色、正治、兼治、补救、善后、余毒、变症。条分缕晰，成为是编。为父母者，即穷乡僻壤，会医之处，亦可见症用药，按图索骥，庶几可鲜夭札之患，尚望瘢疹大家，扩充而是正之则幸正。

凡例：

一、是书专治小儿及成人瘢疹之症，凡不与瘢疹相涉者，概不栏入，故名曰《瘢疹菁华》。

二、是书搜集诸家论说，考证瘢疹病源，极为详细，与个人著作不同，亦取述而不作之意。

三、是书于诸家论说均标出名姓，不设人长，间于论后略加按语，分晰前贤之精义，非好辩也。

四、是书分门别类，订为五卷：一病源，二初显，三已发，四收靥，五方论。其中又分胎毒、时感、种类、预防、脉法、审病、禁忌、初治、外治、期限、辨色、正治、兼治、补救、善后、余毒、变症，条分缕晰，均可见症用药，会法不备。

五、是书恐有未尽完善，尚望大方家有以匡正之。

现存主要版本及馆藏地：

1936年石印本，成都中医药大学图书馆。

《麻科神方》［1936］存

刘季青撰

现存主要版本及馆藏地：

民国上海明善书局石印本，四川省图书馆。

《痧疹防救法》 1937 存

恽铁樵（树珏）撰

张宝孚、费家禧、王子锟、许松生、石达峰、袁祖祥序曰：出痧子，二名疹子，是人生自幼及壮不论男女，例有一次经过。尤其在襁褓中尚未解语时，为父母者偶因疏忽，不之加察，或知之而药石乱投，贻害实多。稍一不慎，甚至惨戕生命。曾经目击者不知凡几，每愧徒具拯救之心，却乏所以拯救之术，乃今获有已故恽铁樵医士专治痧疹遗著一卷（非卖品），捧诵缅怀，尽得其窍，诚喜出望外，不禁为大多数儿童庆。恽江苏武进人，悬壶申江，固三折其肱，一大医家，有口皆碑，无待追杨，兹谨将该遗著标其目曰《痧疹防救法》，尽先缮印二百份赠给朋好，或蒙转印分送，普而及之，使在乡村僻巷一时不易觅医，得此卷足资师鉴，以保赤子，则造福岂有涯耶？是为序。中华民国二十六年七月，张宝孚、费家禧、王子锟、许松生、石达峰、袁祖祥谨识。

现存主要版本及馆藏地：

1937年沙市上海印刷公司石印本，中国中医科学院图书馆。

《痘疹治要》 1937 存

姚惠安编

现存主要版本及馆藏地：

上海中国医学院铅印本，上海中医药大学图书馆。

《瘄疹须知》 1937 存

楼普惠撰

现存主要版本及馆藏地：

1937年铅印本，浙江省中医药研究院。

《种痘讲义》 [1937] 存

邢熙平编

现存主要版本及馆藏地：

浙江中医专门学校铅印本，上海中医药大学图书馆、浙江中医药大学图书馆。

《看痘论》 [1937] 存

著者佚名

现存主要版本及馆藏地：

抄本，河南中医药大学图书馆。

《痘疹书》 [1937] 存

著者佚名

现存主要版本及馆藏地：

抄本，安徽省图书馆。

《痘疹集》［1937］存

著者佚名

现存主要版本及馆藏地：

抄本，中华医学会上海分会图书馆。

《小儿痘方》［1937］存

著者佚名

现存主要版本及馆藏地：

抄本，上海中医药大学图书馆。

《天花心镜》［1937］存

著者佚名

现存主要版本及馆藏地：

抄本，浙江图书馆。

《选录痘科》［1937］存

著者佚名

现存主要版本及馆藏地：

抄本，浙江省中医药研究院。

《麻疹述要》［1937］存

著者佚名

现存主要版本及馆藏地：

石印本，陕西省中医药研究院图书馆。

《麻疹治法》［1937］存

著者佚名

现存主要版本及馆藏地：

抄本，中华医学会上海分会图书馆。

《麻疹药方》［1937］存

著者佚名

现存主要版本及馆藏地：

抄本，广东省立中山图书馆。

《麻疹便览》二卷 ［1937］存

沈晓庵等撰

现存主要版本及馆藏地：

抄本，上海中医药大学图书馆。

《痘科秘传》［1937］存

周伟撰

现存主要版本及馆藏地：

郁文石印本，扬州市图书馆。

《痘疹方集》［1937］存

李仪来撰

现存主要版本及馆藏地：

抄本，北京中医药大学图书馆。

《痘疹汤药》［1937］存

著者佚名

现存主要版本及馆藏地：

抄本，陕西中医药大学图书馆。

《痘疹要法》［1937］存

著者佚名

现存主要版本及馆藏地：

抄本，浙江省中医药研究院。

《痘疹总论》［1937］存

著者佚名

现存主要版本及馆藏地：

抄本，上海中医药大学图书馆。

《麻疹总论》［1937］存

著者佚名

现存主要版本及馆藏地：

抄本，四川省图书馆。

《痘症分类博抄》［1937］存

著者佚名

现存主要版本及馆藏地：

抄本，天津医学高等专科学校图书馆。

《痘症八十一问回生集》［1937］存

著者佚名

现存主要版本及馆藏地：

抄本，上海图书馆。

《痧子新论》1939 存

章巨膺（寿栋）撰

作者弁言曰：痧子，江南通称也，方书名麻疹，越人称瘄子，北人曰疹子，闽粤之间名痳子，秦晋之间称糠疮，称谓不同，病则一也。凡小儿几无有能免此疾患，甚且数次感染，死亡率颇不轻微，稚弱之质，罹此患者，尤多变故。以故痧子流行时节，社会人士，谈虎色变，一若洪水猛兽之祸，无复痧子之酷烈。安知痧子治疗得法，调护得宜，危殆成分减少，死亡率亦可减低，是故治此病者，成功于医家之治疗者半，得力于病家之调护者亦半，惟然，普通常识，病家所必须知。本书为病家说法，前半所述，不涉学理，病家只须认识痧子之病状，应如何调护，识得如何证状为常型，如何见象为病变，应如何处理，不受江湖术之蒙蔽，斯亦足矣。若欲进而研治病原病理，则本书亦备述其要，列之后篇，正如算学教科书，取用圆周编法，初浅后深，始终是加减乘除法耳。

病家检阅本书论述，则病浅不致妄为惊骇，药石误投或病进而颟顸不知，变生眉睫。社会流行之方剂，广告欺人之成药，不受其祸，乩签巫觋之迷信讹说，邻里妇媪之纷纭主张，不受其惑。知病之型，识病之变，察病之为缓急轻重，审治之宜寒热温凉，明医之贤愚，知所抉择，谙病之宜忌，知所调护，然后临事不惧，从容处理，不佞治内科儿科学，求治者小儿尤多，深知儿病之所以难治，症结所在，胥由家庭短于医学常识，尤其痧子为病，医家治疗，端赖病家调护，相济为功，爰辑是书，粗备崖略，语特浅显，将使家人妇子见而知之也。

现存主要版本及馆藏地：

1939、1944、1949 年上海著者医寓铅印本，中国中医科学院图书馆、上海中医药大学图书馆、成都中医药大学图书馆、广西壮族自治区桂林图书馆。

《痘症经验录》 1939 存

周怡暄编

现存主要版本及馆藏地：

1939 年香港美伦印务局铅印本，广州中医药大学图书馆。

《痧疹瘢痘图鉴》 1940 存

陈存仁撰

编者按：《中国中医古籍总目》著录：“《疹瘢痘图鉴》，陈存仁撰，存仁医学丛刊社铅印本。”脱一“痧”字。

现存主要版本及馆藏地：

存仁医学丛刊社铅印本，上海中医药大学图书馆。

《痘科》 1940 存

许振庆编

现存主要版本及馆藏地：

广东光汉中医药专门学校铅印本，北京中医药大学图书馆。

《痘科讲义》 1940 存

何仲皋（汝夔）撰

现存主要版本及馆藏地：

何龙举编四川高等国医学校铅印本，重庆图书馆。

《痘痧汇评》 1940 存

著者佚名

现存主要版本及馆藏地：

稿本，国家图书馆。

《麻疹急性传染病学》 1945 存

黄养民撰

现存主要版本及馆藏地：

1945 年自力书店铅印本，中国中医科学院图书馆、重庆图书馆。

《天花和种痘》 1945 存

安徽第一民众教育馆编

现存主要版本及馆藏地：

1945 年编者铅印本，江西省图书馆。

《麻疹刍言》 1945 存

陈尧丞（子亮）撰

现存主要版本及馆藏地：

1945 年四川泸县著者石印本，上海中医药大学图书馆、广西壮族自治区桂林图书馆。

《麻证问题之商榷》 1945 存

冉雪峰（剑虹）撰

现存主要版本及馆藏地：

1945 年铅印本，湖南中医药大学图书馆。

《麻科证治》四卷 1946 存

龚香圃（六一子）撰

江钟灵序曰：龚君香圃，精岐黄术，尤擅儿科，精制儿科圣药多种，随诊赠送，经其治愈者不可胜数。客岁春夏之间，吾衢麻疫盛行，险重病症，经其挽救者，颇不乏人，足见其对于治病实有独到之处也。龚君除精擅儿科外，他如内外妇科，亦有研究，盖得其先外祖雷少逸先贤之薪传也，兹欣逢龚君《麻科证治》之钜著杀青，阅读之下，是诚医界不可得之著作，允称儿科津梁，堪作后学圭臬，爰述数行以表景仰之忱！民国卅六年岁次丁亥四月，衢县中医师公会常务理事江钟灵序。

叶忠伯序曰：余以廿一年秋，自开化迁衢为医，岁月稍久，获交于衢之同人，香圃龚君其一也。余虽时相过从，见君家缥缃盈架，尽为医门之宝典，徒以营心衣食，未遑叩君之所造也。廿三年春，幼女染发麻疹，医疗数日，气喘鼻扇，濒于危笃，乃思改延他医。适会龚君见过，便为诊视。龚君为余言初中末施治用药之先后宜忌，深有灼见，回出等夷，始悔求之不早，乃悉以委之，吾女遂以脱险。其后诸儿及两甥相继染发，两甥证尤险恶，均赖龚君治之而全安，今诸儿两甥并成长矣。袭君授余安成谢氏《麻科活人书》，读之乃知袭君所学之有本也。抑袭龚君不独精于麻，而于痘科证治尤通其奥秘。尝叹自西人发明牛痘之后，吾国痘学渐致无人重视，即有二三好学之士，每致慨于老成凋谢，临症无从。恃旧籍但熟成方，难参活法。而比年以来，天花时行，初不为新法而少减，遂致求治无门，夭枉甚众，大率付之浩叹。过此以往，将成绝学，其危乃有甚于麻科也。今年春，龚君出其所著《麻科证治》，见示循诵，再三佩服，无既龚君索余为序，遂并以余所亲见闻而得益者，序以归之，深望龚君能更出其痘科之心得，继成一书，以惠来学，则其扶微兴坠，造福于天下后世千百辈婴稚者，更无穷矣。兰溪叶忠伯敬书，时中华民国三十有六年五月也。

徐镜泉序曰：近世人口统计，中国自百年以来，由四万万进为四万万七千万，约增百分之十七有奇，以视美日德苏，瞠乎后矣。盖医药进行濡滞，不足以挽疾疫之横流，于是死亡率之高，冠乎东西诸国，而稚子之殇于麻痘者尤为甚，至有“不麻不痘不如无有”之谣甚矣，中国人口之易生难养至于此极也。顾自牛痘之法盛行，而死于天花者日以减，惟麻疹尚无专门技术，足以预防而挽救之。香圃先生出城南龚氏，自竹溪、鲤庭而后，辄之文章政事世其家，惟香圃锐志于医，绍其外祖雷少逸先生之绝学，投函不启，慕其远祖龚太白先生之率真，家不中资，而汇刻《六一草堂医学丛书》达十余种之富，刊书之盛，吾衢自前明翁氏而后，所未尝有也。顷复印《麻科证治》一书，删繁就简，言浅意深，展诵之余，不能不佩其用力之勤，采摭之富，而嘉惠民生后学于无穷也。抑衢为浙东壮郡，研经习史，说理摘辞，以至于名法兵农，金石书数之类，不乏传人，亦有出其所学，镂版成书，与现在士夫相商榷，而备未来学子之探讨如香圃之既精且夥者乎。吾于是重有感矣，是为序。中华民国三十六年五月县人徐镜泉映璞甫敬识。

陈照序曰：麻疹为传染病之一，多由感冒而起。轻者不药而愈，重则隐伏过早，热度不退，酿成肺炎，延为虚脱，比比皆是。要知致病之因，既由外感，寒温之气候既殊，斯治疗之方法亦异。考诸古昔，专著论述，罕有成书；而一二经验之谈，恒散见于群籍中，是非有意会独到者，末由抉择而知所去取也。吾友龚君香圃，以夭女而致力斯症，昕夕研求，随手摘录，并出其治验，集为斯帙，虽不能谓麻疹治法，尽在于斯，亦可谓仁人之用心，而为后学他山之助，则无疑也，余中岁以后，颇喜医经，间亦留意于麻疹治法，经验所及，未及笔录。今读斯书，适投所好，而持论平允，实获我心。植此中医陵替之时，君能斤斤以学术是研，有不禁雀跃延喜曰，吾道不孤矣！中华民国三十六年孟夏弟陈照拜序。

王一仁序曰：人类为细胞体，因父精母血以成形。未结胚胎之先，只是阴阳二气，既结胚胎之后，仍为阴阳二气。由气成质，由质成形。佛氏以人为臭皮囊，因脏腑之构造，有滤清泄浊之机能。滤之未净，泄之不清。常易留积身中，为麻痘伤寒及一切万病之本。诚能谨顺天时，留意眠食，以时沐浴运动，毋犯寒暑风湿燥火之患，则麻痘伤寒诸恙，自易减至极少。常有高年寿者，不患麻痘伤寒者有之矣。谓麻痘伤寒，有关先天，则以胎教为急。谓麻痘伤寒，有关后天，则卫生之道，人人宜讲。天有春夏秋冬，人有生老病死。欲以人为之力，与天地同寿，其事实难。张仲景造《伤寒论》，盖根据六经八脉之生理，由太阳经病而致劳复阴阳易。王叔和氏更益之以汗吐下，可与不可之例。可谓详矣。古今甲子递迁，而木火土金水之五运，风热湿燥寒之五气，仍须细加观察，以类而明。既不能胶柱鼓瑟，又不当无观五行。五行者，行而不居之谓。原子学之难明也久矣，谓地球为轻养所积，则地球人类未灭之先，则轻养原子，仍能比象而得。重古尊经之士，无非欲明历史源流。以当时代之物资，救人类之损失。似乎长乐永康，人人可得。婴孩为未来之主人翁。龚君香圃辑《麻科证治》一书，由述古而推时变，因时投剂，造福婴孩，宁有涯涘。从来治理麻疹，首须注意病者气温，避风忌日，自是要义。用药重在辛凉透泄，桃叶蒸洗，芫荽透毒，法外之法，贵在有当，淡食以助渗泄，即使无药之区，一杯葱须汤，亦可平安度过，内服切忌苦寒。能熟明于六经之病变，详察于舌苔之黄白，慎辨于脉波之洪缓。药物不妨多储，应用切宜慎察。古今医篝夥颐，学者苦难遍读。得此一书，将以推明伤寒之余论，而未审慎于寒温摄养之间。有裨人类之健康，其功不其伟欤。中华民国三十六年四月王一仁识于衢州。

龚香圃自叙曰：溯自民国十一年岁次壬戌仲冬月，吾衢流行疫痘，蔓延城乡，缠绵半载有余，方才熄灭。当时精于治痘者极少，故婴孩遭殃者甚众。予之小女湘云三岁，亦感染此疫而殇。悲恸之余，维思曩昔对于儿科麻痘之学理太不关心，事后追悔莫及。于是潜心研究历代儿科书藉，朝夕检讨，至今不倦。回忆民国二十三年甲戌冬季，天气过暖，发生麻疹。传播区域颇广，造成疫势，死亡不少，经余救活者亦多。今春麻疹流行，较前尤剧。因念麻疹以辛凉透表为急，此义不明，实为婴孩之大劫。爰撰述《麻科症治》一书，计分四卷。内载先哲名言，乃予披览群书时，随笔纪录。《经验要旨》（原名《香圃随笔》）列为首卷，是着重首先要洞明学识之原理也。至于二卷之《实验录》，三卷之《治例》，多前辈历经试验之良法，可以示范后来。第四卷之《症治》，乃予念余年来，临症施治之方法，今仅选方六十首，付之剞劂。公诸同志，聊资采用可耳，是为叙。中华民国三十五年丙戌冬至日龚香圃书于六一草堂。

现存主要版本及馆藏地：

1947年六一草堂铅印本，中国中医科学院图书馆、上海中医药大学图书馆。

《麻疹》 1947 存

江济时　梁乃津合撰

现存主要版本及馆藏地：

1947年广州新中医月刊社铅印本，中国中医科学院图书馆、上海中医药大学图书馆、广东省立中山图书馆、广州中医药大学图书馆。

《麻疹福幼新编》 1947 存

原题〔唐〕孙思邈撰

现存主要版本及馆藏地：

1947年大新印刷出版社石印本，重庆图书馆。

《瘠科诊治分门指南》 1948 存

陈哲夫编

现存主要版本及馆藏地：

抄本，上海中医药大学图书馆。

《秘传痘科妙诀》〔1949〕存

著者佚名

现存主要版本及馆藏地：

抄本，中国中医科学院图书馆。

《陈氏痘疹方》〔1949〕存

著者佚名

现存主要版本及馆藏地：

抄本，中国中医科学院图书馆。

《痘疹治验》［1949］存

著者佚名

现存主要版本及馆藏地：

抄本，中国中医科学院图书馆。

《痘疹秘要》［1949］存

丁小溪撰

现存主要版本及馆藏地：

抄本，中国中医科学院图书馆。

《醉元痘疹纂要》［1949］存

著者佚名

现存主要版本及馆藏地：

抄本，中国中医科学院图书馆。

《秘传小儿痘疹》［1949］存

著者佚名

现存主要版本及馆藏地：

抄本，中国中医科学院图书馆。

《痘疹拣金》［1949］存

周葆龄集

现存主要版本及馆藏地：

抄本，中国中医科学院图书馆。

《痘科正传摘要》［1949］存

著者佚名

现存主要版本及馆藏地：

抄本，中国中医科学院图书馆。

《小儿麻疹》［1949］存

著者佚名

现存主要版本及馆藏地：

抄本，中国中医科学院图书馆。

《痘瘄汇要》［1949］存

著者佚名

现存主要版本及馆藏地：

抄本，中国中医科学院图书馆。

《痘症要诀》［1949］存

著者佚名

现存主要版本及馆藏地：

抄本，中国中医科学院图书馆。

《丹斑痧疹证治》［1949］存

冯汝玖撰

作者自序曰：丹、斑、痧、疹，四种症象虽各不同，大要皆系伤寒表症失于汗下，遂至酿成斯疾。又有因风邪热毒郁结日久，骤然而发者，尤难措手。今之治此疾者，多不识根源，辄投方剂，应表反滋，应凉反温，闷热而死者甚众。或本在肺胃而引入心包，致令阳狂而毙。种种乖谬，不可枚举，虽大声疾呼，时医罔信。因摘取古书，四者证治，分条胪列，并加案语。俾医者稍有遵循，惟不敢备录方药，恐毫厘差谬，致关生命，阅者谅之。

现存主要版本及馆藏地：

1. 抄本，中国中医科学院图书馆。
2. 民国铅印本，国家图书馆。

《小儿麻科专论》［1949］存

相乾经撰

现存主要版本及馆藏地：

重庆民主文化公司铅印本，重庆图书馆。

《麻疹病学》［1949］存

郭若定编

现存主要版本及馆藏地：

民国铅印本，四川省图书馆。

《麻疹验方》［1949］存

郭若定编

现存主要版本及馆藏地：

民国铅印本，四川省图书馆、四川大学医学图书馆。

《沈望桥先生瘄科心法》［1949］存

沈望桥撰

现存主要版本及馆藏地：

稿本，浙江中医药大学图书馆。

《疹论》［1949］存

著者佚名

现存主要版本及馆藏地：

抄本，上海图书馆。

《麻科》［1949］存

著者佚名

现存主要版本及馆藏地：

抄本，浙江省中医药研究院。

《痘科辅辑全书》［1949］存

著者佚名

现存主要版本及馆藏地：

抄本，中国中医科学院图书馆。

《痘科要略》［1949］存

著者佚名

现存主要版本及馆藏地：

抄本，中国中医科学院图书馆。

《麻疹》［1949］存

万氏撰

现存主要版本及馆藏地：

铅印本，重庆图书馆。

《痘科》［1949］存

著者佚名

现存主要版本及馆藏地：

抄本，陕西省中医药研究院图书馆、上海图书馆等。

《儿科痘疹剔选摘要总诀秘要七十二症形从图》［1949］存

著者佚名

现存主要版本及馆藏地：

抄本，宁波图书馆。

《痘科方》［1949］存

著者佚名

现存主要版本及馆藏地：

抄本，嘉兴市图书馆。

《瘖说》［1949］存

著者佚名

现存主要版本及馆藏地：

刻本，云南省图书馆。

《简明痘疹》［1949］存

著者佚名

现存主要版本及馆藏地：

抄本，甘肃省图书馆。

《小儿痘疮篇》［1949］存

著者佚名

现存主要版本及馆藏地：

抄本，中国医学科学院图书馆。

《治瘠子大法》［1949］存

著者佚名

现存主要版本及馆藏地：

抄本，浙江中医药大学图书馆。

《张氏痘科案》［1949］存

著者佚名

现存主要版本及馆藏地：

抄本，南京中医药大学图书馆。

《痘疹辨惑》二卷 ［1949］存

附《摄正宗痘疹》一卷

著者佚名

现存主要版本及馆藏地：

抄本，宁波图书馆。

《痘疹金言》［1949］存

著者佚名

现存主要版本及馆藏地：

抄本，宁波图书馆。

《痘疹简捷》［1949］存

附《痔漏方》

著者佚名

现存主要版本及馆藏地：

思补过斋门下生永抄本，宁波图书馆。

《抄集诸家治痘秘诀治麻疹秘诀》［1949］存

著者佚名

现存主要版本及馆藏地：

抄本，上海图书馆。

《异人秘传痘疹全书》二卷 ［1949］存

著者佚名

现存主要版本及馆藏地：

抄本，上海图书馆。

《痘疹症病状预防法》［1949］存

余子贞撰

现存主要版本及馆藏地：

著者上海铅印本，上海中医药大学图书馆。

《痧痘丹疹斑毒等症》［1949］存

著者佚名

现存主要版本及馆藏地：

抄本，安徽省图书馆。

《广痘疫论》［1949］存

著者佚名

现存主要版本及馆藏地：

抄本，黑龙江省图书馆。

《秘传痘科方论》［1949］存

著者佚名

现存主要版本及馆藏地：

抄本，黑龙江省图书馆。

《痘症治法》［1949］存

著者佚名

现存主要版本及馆藏地：

抄本，黑龙江省图书馆。

《儿科痘疹》二卷 ［1949］存

著者佚名

现存主要版本及馆藏地：

刻本，广州中医药大学图书馆。

【惊疳】

《二十四惊推拿手法》［1912］存

著者佚名

现存主要版本及馆藏地：

民国抄本，中国中医科学院图书馆。

《陈竹园惊风鉴》四卷 1923 存

陈福昌编

现存主要版本及馆藏地：

1923 年云南刻本，云南省图书馆、云南中医药大学图书馆。

《婴儿惊风症》 1925 存

中华卫生教育会编

现存主要版本及馆藏地：

1928 年编者铅印本，上海中医药大学图书馆。

《七十二种急慢惊风救治法》 1930 存

陈景岐编

陈景岐自序曰：婴孩之病，变化莫测，最为难治。前人诊法，首重察色闻声，而诊脉次之。至于惊风一证，患者尤甚。变化独多，求之于古，虽有种种诊治方法散见于各书，而此种专著，则为不易多觏。前人之论此证焉，率以痉字名之，痉亦即为伤寒证中之一种。今人对于此证，则又有称脑膜炎者，其为缓为急，则未可强同。当其病之发生，如果含有急性者，病家见之，仓皇失措，势必方药乱投，其为危险，至足惊人。即为慢性者，必至迁延时日，寒温杂进，治无定法，而其延变，成为种种莫能挽救之疾患，此属屡见屡闻之事。今欲补此缺点，故特辑为此书，以期有心此证之一助。凡属历来相传之善法，罔不悉心搜采，应有尽有。如为此证之宜于用药而施治者，则可以方药疗治之；如宜于推拿者，则可利用推拿法以救治之；宜于灸治者，则又可即用灸治法以急疗之。方法既较完备，采用尤为便利，世有力谋婴孩幸福之人，细心研究，善用而变通之，当必有所裨益。至如惊风之名，书中析之为七十八种，其间除去数种相同者外，名之曰七十二种惊风者，为便于称述故耳。虞山陈景岐谨识。

现存主要版本及馆藏地：

1930、1936、1938 年上海大通图书社铅印本，首都图书馆、中国中医科学院图书馆、上海中医药大学图书馆、苏州市中医医院图书馆等。

《惊风经验谈痧子调护法合刻》 ［1935］ 存

恽铁樵（树珏）撰

现存主要版本及馆藏地：

民国铅印本，中国中医科学院图书馆。

《惊风论》 1941 存

程天灵撰

童树仙序曰：古者巫医合一，单方治病著录无闻。由周及汉，道家之说与秦皇汉武妄思求仙，而方士遂以采药生长之说进，阴阳五行羼入医理，《内》《难》《神农本草》书胥为当时知医之方士伪托而成，而于病症之实际治疗则未有立方。建安之末，仲圣以天纵之资，感宗族之沦丧，著《伤寒》《金匮》，从实验立法，用以垂教后世。二千年来，作者蜂起，医籍之富，诚可汗牛。然求其能正古人之纰缪，作后学之津梁，而有特殊之发见者，曾不多觏。此无他，盖阴阳五行之说，虚无渺茫，蒙蔽真理，不可究诘，致令学者以讹传讹，贻误后世，医学之衰，其在斯乎。至友程君天灵，儒而工医者也，邃于科学，蚤岁入泸县中校，继而负笈省垣，寝馈乎医，今盖十余载矣。新旧兼攻，两游沪上，学益进，持论独辟恒蹊。悬壶邑中，治病辄奇，中暇则从事著述，成书《痘麻症治》极为人重视。余念载从军，屡以胃病减食，夜不安枕，医历成渝，卒无一效。而君乃嘱以连斛橘莲等为糕于饭后，煎咖啡共服。照方进药，果不二月而夙恙全瘳。壬寅春，小儿在瑶，病温神昏谵语，服承气膏黄犀角，咸不应势，颇危殆。迎君至，则谓脉浮身痛，为表未解，清营通腑邪陷益深，迳以汗剂投之，而疾若失。逾月，忽又惊风抽搐，危甚。君至，直断为蛔，投剂应手而瘥。因忆小女在清，前岁死于惊风，当时诸医仅知寒凉镇惊、温补回元，未有能知蛔之致惊者，小女因是，遂以不起。嗟夫！脱早遇君，何至横夭。客岁，君迁嘉祥，呰复出其心得，成《惊风论》示余，余固不知医，然览其所著，极有新解，探本穷源，井井不紊，纯根据乎科学，而一扫昔人阴阳五行惝恍无凭之论。将见此书一出，读者按病施方沉疴立起，则是惊风危症，得君书而始有正碻之治疗，其有功赤子夫，岂浅尠哉。付梓日，君乃索序于余，因遂书之以告今医之执旧而不重科学者。民国三十年辛巳之孟春月童树仙拜序。

阴懋功序曰：余夙有志改良汉字，年来刊行《简字识要》以资提倡。

更以余暇究医，拟沟通中西医理，倡办鸿仁医校，集员生百余人，通力研讨，乃以财力未充，仅两载而罢。夙愿未偿，而余齿益加髦矣。程君天灵，习医有年，是中医而科学化者。酒余论道，以中西医各有短长，不应严立门户，互相排斥。近出其心得，成《惊风论》，辨理论治而一归，本于科学，参诸经验，而识蛔能致惊，真发前人所未发，故其所论确有不可易者。然而造福婴孺，贯通医学，微君其谁与归？愧余穷年矻矻，教育劳人，仅《简字》一端，虽经梓行，尚难自信，苟言乎医，则虽卅载究心，自惭未有些须贡献于世。读君新著，有感于中，故书以志之。民国三十年一月阴懋功叙于桐阴中学。

刘天健序曰：程君天灵，笃于学，寡于言。民国二十六年，余因事至泸，朋辈中以天灵与余皆知中医，而治医又皆本科学，不谈玄理，特为之介绍于泸商务印书馆，于是相得甚欢，过从颇密。天灵每谈医辄踏实中肯，不为空论。迄今相别，又三四年矣，而天灵之造诣益深，以近著《惊风论》邮寄见示，其阐发因蛔致惊之理甚详，为古今人所未曾道，并为乌梅丸方辨，力辟古人以是方治蚘之谬，均能独具卓识绝无影响附会之词。十年前余子君倩五岁死于蚘，临死之前呼声洪大腹痛如绞，当时吾乡之名医数辈，皆以乌梅丸等方出入治之，卒以不救。呜呼！今得读天灵之书，益增余之心痛矣。书此以告读是书者，庶亦天灵拯救小儿蛔惊疾患之宏愿也乎。中华民国三十年一月自流井刘天健序。

程天灵自序曰：小儿惊风，古人仅以寒热辨证，以急慢施治，未有能知蛔之致惊者。戊寅春，邻人小猪有惊搐死者，见其剖腹而蛔塞满肠，因疑小儿惊风或亦有蛔之故与？夏四月，小女基瑜甫二龄，适惊风抽搐，乃试以治蟺法疗之而瘥。其后吾友童树仙团长之三公子，亦以惊风而昏厥，迎余诊治，直断为蛔，不涉惊风套药，而以驱蛔之剂救之护痊。同学邹蔼如君之三公子，痳后惊风，以迎治不及，死后蛔由口出。证验般般，因益信蛔能致惊，惜古人未有论及，致后世无所承据，而妄为治疗，数千年来小儿之抱屈以死者多矣。痛心之余，博稽载籍，矢志以求确效之方，参诸经验，详分小儿初生期、乳食期、杂食期之惊风辨治，笔之于书，以告为人父兄者。频年诊务纷忙，事与愿违，杀青无日。客岁以泸城惨遭轰炸，迁处乡间，余暇拈管，遂此私衷。一得之愚，未敢自炫，尚冀海内明达不失赤子之心而有以教正之，则幸甚矣。民国二十九年庚辰十月程天灵序于泸县嘉祥砦。

现存主要版本及馆藏地：

1941年四川泸县久康印刷社铅印本，上海中医药大学图书馆、湖北中医药大学图书馆、四川省图书馆、成都中医药大学图书馆。

《三十六症惊风》［1949］存

著者佚名

现存主要版本及馆藏地：

抄本，苏州大学医学院图书馆。

《小儿惊风医方》［1949］存

著者佚名

现存主要版本及馆藏地：

抄本，安徽省图书馆。

《惊痧合璧》［1949］存

著者佚名

现存主要版本及馆藏地：

抄本，中国中医科学院图书馆。

《小儿急慢惊风痘疹》［1949］存

著者佚名

现存主要版本及馆藏地：

抄本，安徽省图书馆。

《保婴万记诸疳秘方》［1949］存

著者佚名

现存主要版本及馆藏地：

抄本，苏州大学医学院图书馆。

《惊风内吊秘要》［1949］存

张神殿撰

现存主要版本及馆藏地：

张神殿抄本，中国中医科学院图书馆。

《惊风治疗法》［1949］存

黄毓琦编

现存主要版本及馆藏地：

著者铅印本，上海中医药大学图书馆、安徽中医药大学图书馆。

《惊风痉症秘本》［1949］存

著者佚名

现存主要版本及馆藏地：

抄本，四川省图书馆。

附 皇汉医学儿科

《幼科证治大全》 1709 存

〔日〕下津寿泉编

提要：本书摄阳下津氏所撰辑，关于孩童病症，莫不搜列，婴儿经验效方，随证附述，原名《古今幼科摘要》，盖其录要删繁，而适于施用耳。书凡一百又六门，每门首列并论病论，次列方药，皆取先贤遗书，书名冠于上，如《医林》《大全》《医镜》《入门》《准绳》《纲目》《直诀》《全幼》《圣惠》《百问》《经验》《宝鉴》《正传》《备急》《外台》《病原》《保元》《局方》诸书，皆为其采用，文简义明，颇堪应用，实其学生之结晶，亦不愧为保赤之圭臬也。

下津氏序曰：夫婴童良方数千，愚采摭一千余件，以便日用。近闻二三阅之者曰，此书所编，尽取前贤旧方，补泻温凉等之剂。摘其要点，能用之者，藏于药笥，以便调剂遗忘，则岂云无少补乎？宽永六年己丑岁冬十月吉旦摄阳下津氏。

引用书目：《医林集要》《古今医统》《医书大全》《医学入门》《医学纲目》《小儿直诀》《全幼心鉴》《钱氏小儿方》《陈文仲小儿方》《活幼心法》《子母秘录》《保幼大全》《曾氏小儿方》《幼幼集》《兵部手集》《本草纲目》《婴童百问》《经验方》《卫生宝鉴》《医学正传》《丹溪纂要》《古今医鉴》《济世全书》《丹台玉案》《备急方》《外台秘要》《肘后方》《寿世保元》《和剂局方》《小青囊》《袖珍方》《万病回春》《三因方》《本事方》《圣惠方》《拔萃方》《玉机微意》《得效方》《明堂灸经》《中藏经》《宣明方》《百乙选方》《济生方》《千金方》《医方集成》《宫气方》《斗门方》《姚和众方》《食医心镜》《普济方》《事林广记》《缩泉方》《圣济总录》《药性论》《产乳方》《名医方考》《总微论》《御药院方》《简要济众方》《古今录验》《图经本草》《孙尚药方》《丹溪附录》《永类钤方》《医说》《病源论》《医宗必读》《保赤全书》《养生主论》《海上方》《集玄方》《直指方》《家传》《淡寮》

现存主要版本及藏书地：

《皇汉医学丛书》本，国家图书馆、首都图书馆。

《保婴须知》 1818存

〔日〕片仓元周（鹤陵）撰

陈可望序曰：昔人有云：药不对症，枉死者多，余谓于儿科一门为尤甚，因此广求儿科善本，多不可得，常以为憾。今读友人萧、张二君所订正之《保婴须知》一书，为日人片仓元周先生所著，余统览全书，观其论症，悉本平素经验立言，其所用药，亦均验之而得效者，非今之徒尚空谈者所可比拟。书中疳疾门有云：治疳不出补脾、消导、磨积、杀虫四者。惟明虚实寒热，以施治方，实卓有见地，尤可贵也。其他所论，虽未能尽善，然病情万变，岂可执一书以为治，读者以此提纲挈领，心有持循，再能触类旁通，参以己见，随症增损，可应无穷之变矣。倘不善用者，一味盲从，刻舟求剑，胶柱鼓瑟，舍病巢而伐无过，则未免有负作者之苦心，是在善读者加之意耳。是书久不传，今萧、张二君，得其原本，重为校订，以付剞劂，索序于余，余既幸此书问世，有裨益于医者及病者匪浅，又深嘉夫二君之用意仁且厚也，遂不揣冒昧，本管窥之见，述其大要如此。中华民国二十二年岁秒皖怀陈可望识于沪上世界红十字会上海分会医院。

德深玄卿跋曰：谚有之曰："宁治十男子，勿治一妇人，宁治十妇人，勿治一小儿"，信矣哉小儿之难治也。吾祖考鹤陵先生，以医鸣于世，五十年矣，其志道之焉，伤寒杂病，则固勿论，至产育之理，幼幼之方，皆无不亟其精微，起死回生，不知凡千百人。而所撰著亦数十种，伤寒等书外，更有《产科发蒙》《保婴须知》，俱为医家宏宝，但《发蒙》早行于世，而《须知》则稿本未缮，藏于箧中。先考公岱府君叔父温卿君，有慨于此，当校订之，而犹未及刊本，余窃惋痛焉。蓧山医员野村周德早受业于祖考，亦忧其书沉埋，于余戮力更加审勘，且请有道参阅，遂捐资以雕印，传播于世，而祖考历试之所得，悉垂于不朽，世之治妇儿者，必无有按图求骥之陋，乃二父之喜亦可知也。周德近者以蜞针术行于世，盖其术不出于祖考所论，而周德实扩充其意，能愈奇患，亦足以知祖考之于医细大不遗云。弘化五年戊申岁如月孙德深玄卿拜撰。

现存主要版本及藏书地：

1934年上海校经山房铅印本，中国中医科学院图书馆、北京中医药大学图书馆等。

《中国儿科医鉴》 1936 存

〔日〕大塚敬节撰

提要：本书为《实验汉方医学丛书》中之一种，日本汤本求真氏晚年之论述，为大塚敬节氏所编著，首述麻疹，次猩红热，次百日咳，次窒夫的里，次流行性耳下腺炎，次哈伊耨梅琴氏病，次小儿赤痢，次佝偻病，次夜惊病，次脑膜炎，次夜尿病，次腺病，全书分列十二章，每章更分原因、证候、治疗、备考等目，分门别类，学说新颖，洵为研究儿科家之名著也。其病因、病理、病状等皆以现代学说解释，用药均以中药为本，语语适合科学之原理，并于备考之中，汇集先贤遗训，援古证今，以彰其义，辨证精晰，详述无遗，世之研究儿科者，诚可借镜以改进，庶不背现代潮流之趋势耳。

现存主要版本及藏书地：

《皇汉医学丛书》本，国家图书馆、首都图书馆。

书名索引

（按拼音顺序排列）

B

C

D

E

F

G

H

J

K

L

M

N

Q

R

S

T

W

X

Y

Z

人名索引

（按拼音顺序排列）

B

C

D

F

G

H

J

L

M

N

P

Q

R

S

T

W

X

Y

Z